Deepak Chopra
Jack Tuszynski
Brian Fertig

QUANTENKÖRPER

Weitere Titel von Deepak Chopra

Yoga – Dein Weg zur Selbsterkenntnis

Leben in Fülle – Der innere Weg zu Reichtum

Vollkommene Meditation

Meditationen und Affirmationen (Kartenset)

Metahuman – das Erwachen eines neuen Bewusstseins

Das heilende Selbst

Du bist das Universum

Das Buch der Geheimnisse

Heilung

Die sieben Schlüssel zum Glück

Stimmen zu »Quantenkörper«

»Vor fast vierzig Jahren löste Deepak Chopra mit seinem Buch *Die heilende Kraft in mir* eine Revolution in der Alternativmedizin aus. Zu jener Zeit galten Meditation und das Konzept einer Geist-Körper-Verbindung als abseitige Ideen. Heute, Dutzende Jahre und Dutzende Bücher später, sind sie im Mainstream angekommen. In *Quantenkörper* knüpft Chopra an sein früheres Buch an und präsentiert ein Konzept für ein glücklicheres und gesünderes Leben. Obwohl ich nicht alle seine Theorien teile, sind seine praktischen Ratschläge so weise und wirksam wie eh und je.«

– Leonard Mlodinow, Physiker und Bestseller-Autor von *Stephen Hawking: Erinnerungen an den Freund und Physiker*

»Deepak Chopra hat von Skeptikern wie mir Kritik an seiner Interpretation der Quantentheorie einstecken müssen. Aber sein neuestes Buch, das die Quantenwelt mit unseren angeborenen Kräften der Selbstheilung und des spirituellen Wachstums verbindet, fand ich inspirierend.«

– John Horgan, Wissenschaftsjournalist und Leiter des Stevens Center for Science Writings am Stevens Institute of Technology

»Aufbauend auf der entstehenden Kosmologie eines im Kern lebendigen und bedeutungsvollen Universums ist dieses aufschlussreiche und aktuelle Buch ein fundierter Leitfaden zur Stärkung unserer kollektiven Heilung und bewussten Entwicklung.«

– Jude Currivan, PhD, Kosmologe, Autor von *Das kosmische Hologramm* und Mitbegründer von WholeWorld-View

»*Quantenkörper* verbindet auf mutige und brillante Weise Quantenwissenschaft mit alter Weisheit und vermittelt uns ein tiefes Verständnis unseres Geist-Körpers, wie wir miteinander verbunden sind und welche Auswirkungen dies auf unsere Gesundheit hat. Chopra, Tuszynski und Fertig geben einfache und wirkungsvolle Tipps, wie wir uns mit unserem ›Quantenkörper‹ vertraut machen, unseren Autopilot-Stressmodus ausschalten und in unsere Präsenz und die größere Realität eintauchen, deren Teil wir sind.«

– Elissa Epel, PhD, Professorin an der UCSF, Co-Autorin des Bestsellers *Die Entschlüsselung des Alterns: Der Telomer-Effekt* und Autorin von *Das 7-Tage-Rezept für weniger Stress*

»Die kristallklaren Worte in diesem originellen und furchtlosen Buch verdeutlichen das geheimnisvolle Hineinwirken des Quantenfelds in den Bereich der Quantenbiologie und seine Bedeutung für unsere menschlichen Erfahrungen und unser Wohlbefinden.«

– Stephon Alexander, Professor für Physik an der Brown University, ehemaliger Präsident der National Society of Black Physicists (NSBP)

»*Quantenkörper* bringt die Leser auf den neuesten Stand der Wissenschaft in Sachen Quantenbiologie und ihre Anwendung in der Medizin.«

– Michael Shermer, Herausgeber der Zeitschrift *Skeptic*, Presidential Fellow an der Chapman University

»Ein ausgezeichnetes, leserfreundliches Buch, das Sie inspirieren wird.«

– Amit Goswami, PhD, Quantenphysiker und Autor von *Das bewusste Universum*

»Chopra, Tuszynski und Fertig zerstreuen das Schubladendenken und leiten den Leser durch provokatives Hinterfragen an, eigenständig zur Erkenntnis zu gelangen.«

– Jeffrey I. Mechanick, MD, Professor der Medizin an der Icahn School of Medicine am Mount Sinai, New York City

»Drs. Chopra, Tuszynski und Fertig präsentieren ihre tiefgehende Sichtweise auf das Leben, die uns ein radikal ganzheitliches Verständnis unseres Körpers, unseres Bewusstseins und unseres Platzes im Universum bietet. Dieses Buch vereint Medizin und Quantenphysik mit spiritueller Weisheit und wird Sie zu Aha-Momenten führen, die die Art und Weise, wie Sie sich selbst und die Welt erleben, für immer verändern werden.«

– Robert Waldinger, MD, klinischer Professor für Psychiatrie an der Harvard Medical School, Direktor des Center for Psychodynamic Therapy and Research am Massachusetts General Hospital und Leiter der Harvard Study of Adult Development

»Ihr Körper ist eine Welle im Quantenfeld. Ihr Körper ist ein Wunder im Quantenfeld; und das Quantenfeld ist ein Wunder im Quantenuniversum. Das bringt Ihnen dieses Buch näher. Nachdem Sie *Quantenkörper* gelesen haben, werden Sie Ihren Körper mit neuen Augen betrachten. Sie werden ihn mit der Sorgfalt und dem Respekt behandeln, die ein echtes Wunder verdient. Ihr Leben und Ihre Gesundheit werden davon profitieren. Und für dieses neue, gesunde Ich werden Sie diesem wegweisenden Buch von Deepak Chopra und seinen Kollegen danken.«

– Ervin Laszlo, Autor von *Der Akasha-Code*

Dr. Deepak Chopra
Prof. Dr. Jack Tuszynski
Prof. Dr. Brian Fertig

QUANTEN KÖRPER

DIE REVOLUTIONÄRE WISSENSCHAFT VON EINEM LÄNGEREN, GESÜNDEREN UND ERFÜLLTEREN LEBEN

Übersetzt aus dem amerikanischen Englisch
von Claudia Callies

IRISIANA

Die amerikanische Originalausgabe erschien 2023
unter dem Titel »Quantum Body«.

This edition published by arrangement with Harmony Books,
an imprint of Random House, a division of Penguin Random House LLC.

1. Auflage

Projektleitung: Sven Beier
Satz: GGP Media GmbH, Pößneck
Umschlaggestaltung: Anna Bauer Carr unter Verwendung des Motivs
oxygen / moment / Getty Images, adaptiert von Timo Wenda
Druck und Bindung: GGP Media GmbH, Pößneck
Printed in Germany
ISBN: 978-3-424-15471-9

Inhalt

Teil Vier
Die neue Wissenschaft vom Leben: Quantenantworten auf alte Fragen

Vorwort

von Deepak Chopra

Dieses Buch ist der überraschendsten Wende in meinem Leben gewidmet, die sich vor mehr als dreißig Jahren ereignete. Ich hatte meine eigene Arztpraxis in Boston und arbeitete jeden Tag bis zur Erschöpfung. Um mich zwischendurch etwas zu entspannen, begann ich regelmäßig zu meditieren. Der gewünschte Erholungseffekt trat tatsächlich ein, und darüber hinaus gab es noch einen unerwarteten Nebeneffekt: Ich wurde Buchautor – zunächst mit großem Enthusiasmus, aber noch ohne Hintergrundwissen und mäßig erfolgreich. Doch schon bald kam mir eine Idee, die mein Leben verändern sollte.

Die Idee manifestierte sich als inneres Bild. Vor meinem inneren Auge sah ich einen leuchtenden, energiegeladenen menschlichen Körper. Das war nicht gerade die typische Vision eines Schulmediziners, aber irgendwie ergab es Sinn, und nach einigem inneren Suchen verstand ich plötzlich. Was ich sah, war der quantenmechanische Körper. Ich war Naturwissenschaftler durch und durch und wusste, dass jedes natürliche Objekt seinen Ursprung im Quantenfeld hat. Das schloss den menschlichen Körper mit ein. Hinter der Oberfläche des Blutes, das durch unsere Adern fließt, der Geschmeidigkeit unserer Haut und dem geheimnisvollen elektrischen Sturm, der die Stille unseres Gehirns durchbricht, sind wir Quantenschöpfungen. Es ist eine unausweichliche Tatsache, dass unsere Existenz als Wellen im Quantenfeld beginnt.

Das fand ich spannend, und da ich ohnehin einen Hang zu unkonventionellem Denken hatte, faszinierte mich die Aussicht, den

Quantenhorizont zu überschreiten. Keiner meiner ärztlichen Kollegen hätte mich seinerzeit unterstützt. Schon allein die Vorstellung einer Verbindung zwischen Körper und Geist galt damals als fragwürdig. Im Medizinstudium war das überhaupt kein Thema, und auch der medizinische Nutzen der Meditation wurde nur am Rande erwähnt.

Das Produkt meines medizinisch verrückten Denkens war dann mein Buch *Die heilende Kraft in mir*, in dem ich den Prozess der Quantenheilung beschrieb und mit dem ich meine Ideen zum ersten Mal einer breiteren Öffentlichkeit zugänglich machte. Das Buch wurde ein Erfolg, und der Erfolg hatte sowohl positive wie negative Reaktionen zur Folge. Für die Schulmediziner war mein Vorstoß in die Geist-Körper-Medizin entweder peinlich, anmaßend oder beruflich selbstmörderisch. Ermutigung fand ich in der Meditationsszene, der spirituellen Gemeinschaft sowie in der noch um Akzeptanz ringenden Alternativmedizin.

Ihr Kampf wurde zu meinem. Heute, siebenunddreißig Jahre später, ist diese »Randmedizin« in der Mitte der Gesellschaft angekommen. Meditation, die Vorstellung von einer Verbindung zwischen Körper und Geist und alternative (oder komplementäre) Medizin lösen kein Kopfschütteln mehr aus. Neue Studien stellen lang gehegte Überzeugungen der Schulmedizin infrage. In dieser Hinsicht haben sich die Zeiten eindeutig zum Besseren gewendet.

Nun ist es meines Erachtens an der Zeit, das Thema wieder aufzugreifen. Die Welt der Quanten ist fremd und seltsam. Ihre Beziehung zum menschlichen Körper gibt Rätsel auf. Nur wenige Wissenschaftler sind qualifiziert, über Medizin und Quantenrealität zu schreiben, und ich hatte das große Glück, zwei dieser seltenen Exemplare kennenzulernen: Jack Tuszynski, Professor für Physik, und Brian Fertig, Endokrinologe und Professor für Medizin. Gemeinsam verfügen sie über einen reichen Erfahrungsschatz auf einem neuen und aufregenden Gebiet, der Quantenbiologie. Mit ihrer Forschung betreten sie Neuland und untermauern die wissenschaftlichen Erkenntnisse, die die Realität des Quantenkörpers belegen.

Bis vor Kurzem trennte eine hohe Mauer die Welt der Quanten von der viel größeren Welt der Zellen und Lebewesen, die die Biologie erforscht. Die Annäherung dieser beiden Welten durch die Quantenbiologie fasziniert mich sehr. Dieses hochaktuelle Buch bringt Sie auf den neuesten Stand revolutionärer Erkenntnisse, die alles, was wir über den menschlichen Körper wissen, zu verändern versprechen.

Vor dreißig Jahren wusste ich, dass *Die heilende Kraft in mir* erst der Anfang war. Es dauerte noch einige Zeit, bis Erkenntnisse, die ich damals in meinem Buch nur andeuten konnte, von der Medizin, der Physik und der Biologie aufgegriffen wurden. In *Quantenkörper* geht es um die neuesten, bahnbrechenden Entdeckungen. Seriöse Wissenschaftler sind vorsichtig, wenn es darum geht, wissenschaftliche Durchbrüche zu verkünden, und die Existenz des Quantenkörpers ist eine relativ neue Erkenntnis. Aber meine innovativen Koautoren und ich sind uns sicher, dass wir in diesem Buch Wahrheiten beschreiben, die sich durchsetzen werden.

EINLEITUNG

Darf ich vorstellen?
Ihr Quantenkörper

So wie der menschliche Körper ist,
so ist der kosmische Körper.
So wie der menschliche Geist ist,
so ist der kosmische Geist.

– aus einem Vers der Upanishaden

Ihr Körper ist nicht das, was Sie denken. Oder, genauer gesagt, Ihr *wirklicher* Körper ist nicht das, was Sie denken. Er ist nicht im Spiegel zu sehen. Er wird nicht krank und altert nicht. Er passt nicht in das Paket aus Fleisch und Knochen, das ein paar Kubikmeter Raum und Zeit einnimmt. In medizinischen Lehrbüchern steht kaum etwas über den wirklichen Körper geschrieben, und wenn Medizinstudenten Anatomie lernen, indem sie physische Körper sezieren, berühren sie nie den wirklichen Körper eines Menschen, geschweige denn, dass sie ihn aufschneiden und in ihn hineinsehen könnten.

Ihr wirklicher Körper ist eine Quantenschöpfung. Er entstammt demselben Quantenfeld, das das Universum erschaffen hat, aber in Ihrem Fall ist der Schöpfungsakt konstant und jede Sekunde neu. Ihre Schöpfung findet hier und jetzt statt. Das ist für Ihre Zellen nichts Neues. Die Verbindung der Zellen zum Quantenbereich ist unbestreitbar. Jeder Gedanke, den Sie haben, erfordert den Austausch elektrischer Signale durch Ihre Gehirnzellen, und Elektronen sind Quantenobjekte, sie sind Teil des elektromagnetischen Feldes. Auch Sie sind ein Quantenwesen, selbst wenn Sie sich dessen nicht bewusst sind, denn alle Zellen, nicht nur die Gehirnzellen, strahlen ein selbst erzeugtes elektrisches Feld aus. Wenn dieses Feld erloschen ist, ist die Zelle tot.

Abgesehen von diesen grundlegenden Tatsachen bietet Ihnen das elektromagnetische Feld Ihres Körpers, das manchmal auch als Biofeld bezeichnet wird, eine Vielzahl unbekannter Möglichkeiten. Die elektrischen Impulse in Ihrem Gehirn sind nicht zufällig. In Ihrem Gehirn gibt es kein krachendes Gewitter mikroskopisch kleiner Blitze, sondern einen organisierten Prozess. Irgendwie wissen die elektrischen Impulse im Gehirn, was sie tun. Wenn Sie einen Gedanken fassen wollen, erscheinen Worte in Ihrem Kopf; Sie hören kein Rauschen, das durch zufällige Frequenzen erzeugt würde. Um zu erahnen, wie anders es sein könnte, stellen Sie sich vor, Sie lebten in einem Haus, in dem der Strom, der durch die Leitungen fließt, die angeschlossenen Geräte nicht konstant mit Strom versorgt, sondern willkürlich und zufällig.

Dass sich der Haushaltsstrom so verhält, ist an sich ein Ding der Unmöglichkeit, aber wenn Sie diesen Satz lesen, bedeuten die Worte etwas, denn das Biofeld ist auf sinnvolle Weise aktiv. Erweitern wir nun das Bild. Nicht nur einzelne Zellen oder Zellverbände, nicht einmal ganze Organe wie das Herz und das Gehirn, sondern Ihr ganzer Körper wird von sinnvoller Aktivität zusammengehalten. Jede Zelle weiß, was sie zu tun hat. Es gibt sogar die Theorie, dass das Biofeld eigentlich ein *Elektrom* ist, eine Gesamtheit wie das Genom eines Menschen. Ein Genom ist eine Enzyklopädie des Wissens, das in allen 20 000 bis 25 000 Genen des menschlichen Körpers enthalten ist. Genetikerinnen und Genetiker erforschen laufend die in der DNA kodierten Informationen, aber es wäre unmöglich, sich dem Elektrom auf die gleiche Weise zu nähern. Gene lassen sich unter dem Mikroskop betrachten. Elektrische Impulse sind unsichtbare Wellen oder Fluktuationen im Biofeld. Gene sind stabil (die Gene, mit denen Sie geboren wurden, bleiben Ihnen ein Leben lang erhalten), elektrische Impulse sind ständig in Bewegung. Würde man Ihr Leben lang die Aktivitäten in Ihrem Elektrom aufzeichnen, wären keine zwei Sekunden völlig gleich.

Dieser kurze Abriss zeigt: Unser Quantenkörper existiert bereits auf einer einzelnen Dimension. Doch auf der Quantenebene geschieht viel mehr als nur elektrische Aktivität. Es gibt eine psychologische Dimension der Quantenrealität, die noch erforscht werden muss, und eine spirituelle Dimension, die Wunder und Einsicht in das Menschsein bringt. Diese Dimensionen sind wunderbar, aber jetzt noch nicht das Thema. Zuerst müssen wir die grundlegende Natur des Quantenkörpers verstehen. In der folgenden Abbildung ist die Struktur skizziert, wobei die physikalische Realität oberhalb der Linie und die Quantenrealität unterhalb der Linie liegt.

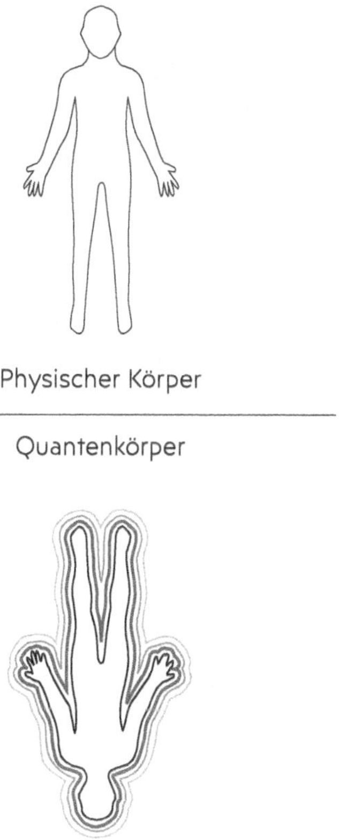

Ein Physiker oder eine Physikerin würde die Welt oberhalb der Linie als makroskopische Welt bezeichnen, also die Welt der mit bloßem Auge sichtbaren Objekte. Viel, viel kleiner als die makroskopische Welt ist die Quantenwelt, die an der Grenze zur physischen Welt liegt. Quanten sind die kleinsten, nicht weiter teilbaren Bausteine. Sie sind unvorstellbar klein.

In der Alltagswelt hat Ihr physischer Körper eine bestimmte Form, während Ihr Quantenkörper unscharf ist – er geht in das Quantenfeld über, das in alle Richtungen unendlich ist. Auf der feinsten Ebene lösen sich alle physischen Objekte, einschließlich Ihres Körpers, in einen Schleier aus Energiewolken auf. Auf einer noch feineren Ebene verlieren diese Wolken völlig ihre Ränder, werden formlos und verschwinden als unsichtbare Wellen im Quantenfeld.

Als wäre dieses »sich in Luft auflösen« nicht erstaunlich genug, wird die alltägliche Realität zudem von der Quantenebene aus gesteuert. Ihr physischer Körper ist wie die Blätter und Zweige einer Pflanze, die unter der Erde wurzelt. Wenn Sie nur die Blätter und Zweige gießen und die Wurzeln ignorieren, wird die Pflanze absterben. Diese Analogie gilt auch für den Körper, der seine Existenz dem Energiefluss aus der Quantenwelt verdankt.

Lassen Sie sich von dem Fachbegriff *Quanten* und seiner Anwendung in der modernen Physik nicht einschüchtern. Es genügt, eines zu wissen: Ihre wahre Quelle – der Ursprung dessen, was Sie sind – existiert auf der feinsten Ebene der Natur, dem Quantenfeld. Die Tatsache, dass Sie Zeit und Raum einnehmen, ist ein Quantenereignis. Gleiches gilt für die Existenz der Materie und der Energie Ihrer körperlichen Beschaffenheit.

Sie haben sich Ihr ganzes Leben lang im Quantenfeld bewegt, und diese Reise ist von großer Bedeutung. Der Körper, den Sie im Spiegel sehen, kann nicht außerhalb des Quantenfeldes existieren, ebenso wenig wie Ihre Gedanken, Gefühle oder Empfindungen. *Wenn es darum geht, die gravierendsten Probleme im Zusammenhang mit dem menschlichen Körper zu lösen, insbesondere Krankheiten und den Alterungsprozess, sind die Antworten an der Quelle zu finden.* Das Gleiche gilt für geistige und psychische Probleme, von Angst und Depression bis hin zur Alzheimer-Krankheit. Der Grund, warum diese Rätsel ungelöst bleiben, liegt in unserer eingeschränkten Sichtweise. Wir haben es versäumt, jenseits von Fleisch und Blut nach den Ursprüngen zu suchen.

Wenn man seine Sicht erweitert, offenbaren sich neue Wahrheiten. Die erste und wichtigste ist: Nichts kann Ihnen passieren, im

Guten wie im Schlechten, solange es nicht auf der Quantenebene geschieht. Eine Welle im Quantenfeld entscheidet darüber, ob Sie Freude oder Schmerz verspüren, sich verlieben, Feindseligkeit empfinden, ein Aha-Erlebnis haben oder aber die ewig gleichen Routinegedanken. Eine Krebszelle wird bösartig durch eine Verzerrung ihrer genetischen Aktivität, die als Quantenereignis jeder körperlichen Manifestation einer Krankheit vorausgeht.

Die erweiterte Sichtweise offenbart eine zweite, sehr wichtige Wahrheit: Ihr Wohlbefinden hängt vollständig vom Quantenfeld ab. Das klingt wie eine pauschale Verallgemeinerung. Wenn Sie sich pulsierend und lebendig fühlen, gibt es verschiedene Erklärungen dafür: Sie haben ein gesundes Selbstwertgefühl, Ihr Körper ist fit und vital, Ihre Beziehungen sind liebevoll und sicher. Auch Finanzen, beruflicher Erfolg und sogar das Wetter spielen eine Rolle. Aber all diese Elemente haben denselben Ursprung: das Quantenfeld. Und der Quantenkörper ist Ihr Teil des Feldes, der Teil, den Sie »Ich« nennen, mit Körper, Geist und Seele.

Wir bieten hier eine revolutionäre Perspektive an, und auf den folgenden Seiten werden wir näher erläutern, was der Quantenkörper wirklich ist und wie er zur täglichen Realität werden kann. Dieses neue Modell des menschlichen Körpers ist dringend notwendig. Das bestehende Modell hat viele ungelöste Fragen aufgeworfen. Abgesehen vom ständigen Kampf gegen Krankheit und den Alterungsprozess ist allein die einfache Mechanik des Körpers völlig unerklärlich. Betrachten wir einige grundlegende Fakten.

Ihr physischer Körper ist immer nur wie eine Momentaufnahme. Das Ich, das man auf einem Selfie sieht, existiert schon nicht mehr. In jeder Zelle haben sich in der Zeit, in der Sie diesen Satz gelesen haben, tausend Prozesse verändert. Die Gehirnneuronen haben währenddessen in unvorhersehbaren Mustern gefeuert, verwoben in den Billionen von Verknüpfungen im Gehirn. Milliarden von Sauerstoffmolekülen sind in Ihren Blutkreislauf eingetreten und Milliarden von Kohlendioxidmolekülen haben ihn wieder verlassen. Allein die Tatsache, dass täglich zwanzig Millionen Hautzellen eines Menschen absterben, veranschaulicht die Vergänglichkeit des Lebens.

Das derzeitige Modell des menschlichen Körpers ist mit einer solchen verwirrenden Komplexität überfordert. Auf allen Ebenen – körperlich, geistig, emotional und darüber hinaus – finden ständig Veränderungen statt und 99,999 Prozent davon geschehen automatisch. Entweder man profitiert von den Veränderungen oder man leidet darunter.

Das ist die Crux mit dem Wohlbefinden. So vieles geschieht automatisch, dass der Versuch, die Dinge in eine positive Richtung zu lenken, so unmöglich erscheint, als wollte man einen Regenguss tropfenweise auffangen. Selbst mit all den medizinischen Fortschritten, die sich um das menschliche Genom drehen, bleiben die gegenwärtigen Ansätze zum Thema ganzheitliches Wohlbefinden im alten Modell stecken. Das lebenslange Wohlergehen ist mit ernsthaften Hindernissen konfrontiert, zu denen unter anderem die folgenden gehören:

- Egal, wie gut Sie sich ernähren, Sie haben keine Kontrolle darüber, was mit der Nahrung passiert, nachdem sie in Ihren Verdauungstrakt gelangt ist.
- Ganz gleich, wie positiv Ihre Gedanken sind, Sie haben keine Kontrolle darüber, wie sie mit den lebenslang gespeicherten Erinnerungen interagieren, die die Überreste Ihrer vergangenen Gedanken sind.
- So perfekt das menschliche Gehirn auch sein mag, es ist nicht in der Lage, den nächsten Wunsch oder die nächste Angstreaktion, die nächste Erkenntnis oder die nächste Erinnerung vorherzusehen. Sobald ein Impuls auftritt, verschwindet er sofort wieder und macht Platz für den nächsten.

Dies ist nur ein kleiner Überblick darüber, warum unser Verständnis von Wohlbefinden revolutioniert werden muss. Denken Sie nur an all die Dinge, die Sie nach Ansicht der modernen Medizin nicht kontrollieren können – Ihre Immunreaktion, die Aktivität Ihrer Gene, die Fähigkeit Ihrer Zellen, Giftstoffe auszuscheiden, die Mikroorganismen, die sich in Ihrem Verdauungstrakt tummeln. Jeder dieser Bereiche birgt ein Dutzende Rätsel, aber das eigentliche Rätsel ist, wie Sie es überhaupt schaffen, als funktionierender Mensch zu existieren.

Dieses Rätsel versuchen wir mit diesem Buch zu lösen. *Die Essenz dessen, was Sie sind, die 99,999 Prozent, die außerhalb Ihrer bewussten Kontrolle liegen, sind dennoch unter Kontrolle – auf der Quantenebene. Ihr Quantenkörper hat direkten Zugriff auf den Hauptschalter für jede Funktion in Ihnen.* Hier finden Sie Ihr wahres Selbst. Das wahre Selbst umfasst Körper und Geist als Ganzes. Es ist kein Ding mit einem festen Ort – es gibt keinen Teil des Gehirns, der das Selbst erschafft. Damit Sie Ihr wirkliches Selbst sein können, muss der gesamte Lebensstrom durch Sie fließen.

Da das Quantenfeld unendlich ist, ist es auch Ihr Quantenkörper. Das scheint unvorstellbar, wenn Sie sich nur mit Ihrem physischen Körper und seinen vielen Begrenzungen identifizieren. Die Wahrheit offenbart sich, sobald Sie Ihre Aufmerksamkeit auf die Informationen richten. Alles, was existiert, kann auf Informationen reduziert werden, wie die digitalen Nullen und Einsen im Betriebssystem eines Computers. Ihr Blutstrom enthält Milliarden von Bits an Informationen über jede einzelne Zelle. Das ist beeindruckend, aber immer noch nicht unendlich.

Mit dem Immunsystem nähern wir uns der Unendlichkeit. Wenn ein weißes Blutkörperchen mit einem eindringenden Bakterium oder Virus konfrontiert wird, ist das eigentlich eine Konfrontation von Information und Information. Stellen die weißen Blutkörperchen fest, dass die genetische Information des Eindringlings mit einer bekannten Bedrohung übereinstimmt, wird der Eindringling vernichtet. Das Immunsystem speichert das Wissen darüber, wer Freund und wer Feind ist. Dieses angesammelte Wissen reicht bis in die Ahnenreihe zurück und noch weiter, bis zum Aufstieg der Hominiden und der Entstehung der Säugetiere. In einer einzigen Zelle sind die Informationen jeder Immunreaktion während Millionen von Jahren unsichtbar gespeichert.

Informationen sind unsichtbar, aber wie Materie und Energie können sie nicht zerstört, sondern nur verdreht werden. Wenn Sie an Frühjahrsallergie oder Heuschnupfen leiden, werden völlig harmlose Pollen von Ihrem Immunsystem falsch gedeutet. Die Botschaft »Ich bin harmlos« wird als »Ich bin gefährlich« interpretiert, und aufgrund dieser Fehlinformation kommt es zu einer allergischen Reaktion. Eine Vielzahl von Abwehrmechanismen (vor allem die Histaminreaktion, die eine laufende Nase, gerötete Augen, Verstopfung und Antriebslosigkeit auslöst) lässt Sie leiden. Diese körperlichen Symptome beruhen auf unsichtbaren Informationen, das ist klar. Doch was ist hier schief gelaufen?

Wir können diese Frage beantworten, wenn uns eine Sache bewusst ist: Die Informationen sind auf der Quantenebene perfekt. Bevor ein Staubkorn oder ein Pollen in unseren Körper eindringt, sind sie eine Ansammlung von Chemikalien, die mit Informationen kodiert sind, von denen keine an sich schädlich ist, so wie Wasserstoff und Sauerstoff in einem Wassertropfen nicht schädlich sind.

Harmlose Informationen geraten irgendwo auf dem folgenden Weg auf Abwege:

Quantenkörper → ? → Physischer Körper

Das Fragezeichen steht für ein Mysterium. Irgendwie, irgendwo nimmt eine Information, die ganz harmlos beginnt, eine falsche Wendung. Und warum? Weil die Intelligenz versagt. Das Immunsystem wird auch als »schwimmendes Gehirn« bezeichnet, weil jede weiße Zelle eine enorme Intelligenz besitzt. Sie weiß, was zu tun ist. Wenn die Zellen also das Falsche tun und einen Heuschnupfenpatienten den ganzen Tag niesen lassen oder ein Kind mit einer Erdnussallergie in einen anaphylaktischen Schock versetzen, der tödlich enden kann, dann ist das ein Versagen der Intelligenz. Es ist im Prinzip das Gleiche, ob eine Immunzelle ein Staubkorn verwechselt oder ob man ein Gesicht in einer Menschenmenge für jemanden hält, den man kennt, obwohl es sich in Wirklichkeit um einen völlig Fremden handelt.

Ihr Quantenkörper ist der zentrale Knotenpunkt für jeden Prozess, der Intelligenz erfordert, so wie ein Kraftwerk der zentrale Knotenpunkt für alles ist, was Strom benötigt. Die Möglichkeit, dass das gesamte Stromnetz aufgrund technischer Probleme oder Sabotage ausfällt, ist weitaus beunruhigender als die Möglichkeit, dass eine Glühbirne durchbrennt oder ein Toaster den Geist aufgibt. Ebenso wäre es viel schlimmer, wenn Ihr Quantenkörper Sie im Stich lassen würde, als wenn Sie irgendein Symptom einer Krankheit oder des Alterns verspüren würden.

Damit sind wir bei den beiden Hauptaussagen dieses Buches angelangt.

Das Wohlbefinden wird immer dann geschwächt, wenn die Intelligenz versagt.

Das Wohlbefinden wird gestärkt, wenn die Intelligenz natürlich fließt.

Diese beiden Thesen werden wir auf den folgenden Seiten näher beleuchten. Nach der Lektüre dieses Buches werden Sie dann in der Lage sein, Ihr Wohlbefinden grundlegend zu verändern.

Glücklicherweise weiß Ihr Quantenkörper, wie er auf Sie aufpassen muss, und er wird niemals auch nur einen Funken seiner Intelligenz verlieren. Krankheit und Altern entstehen auf einer anderen Ebene. Wenn jemand an einem Herzinfarkt oder an Krebs stirbt, dann hat die Intelligenz in einem System (dem Herz-Kreislauf-System im Falle eines Herzinfarkts) oder in einer einzelnen Zelle (der bösartigen Zelle, aus der Krebs entsteht) versagt. Trotz der schwerwiegenden Folgen ist dies aber nur ein winziger Bruchteil der Intelligenz, die jede Zelle am Leben erhält.

Eine spannende Perspektive liegt nun vor Ihnen. *Anstatt sich um Zellen, Gewebe, Organe und Systeme zu sorgen, die sich Ihrer Kontrolle entziehen, können Sie aus der Quelle leben, wo alles von Ihrem Quantenkörper überwacht wird. Hier sind alle Informationen perfekt, der Fluss der Intelligenz ist niemals falsch oder eingeschränkt, und die kreativen Möglichkeiten für die Zukunft sind grenzenlos. Wenn Sie aus Ihrer Quelle leben, zeigt sich, dass das Unendliche persönlich und in Reichweite ist.*

Das Leben in dieser neuen Realität erfordert eine Fähigkeit, die wir Ihnen beibringen werden. Wir werden das Fragezeichen entfernen, das den Quantenkörper zu einem Rätsel macht. Es liegt in der Natur der Sache, dass der Fluss der Intelligenz unterbrechungsfrei sein sollte. Einzelne Störungen können behoben werden, aber nur auf der Ebene der Lösung, nicht auf der Ebene des Problems.

Seien Sie versichert, dass jeder Aspekt Ihres Wohlbefindens vom Quantenkörper kontrolliert wird. Ihr wahres, unvergängliches Selbst wartet dort auf Sie und birgt Geheimnisse, die Ihre Vorstellungskraft übersteigen.

TEIL EINS

Lebenslanges Wohlbefinden

Das Paradox des Wohlbefindens

Wir alle leben in einem Paradoxon, das aufgelöst werden muss. Auf der Ebene des Quantenkörpers ist das Dasein perfekt. Ein Fluss kreativer Intelligenz organisiert alles, ohne Fehler zu machen. Es gibt kein Altern, keine Krankheit und keinen Tod. Das Quantenfeld wird von pulsierender Energie durchflutet, die unerschöpflich ist. Das Paradox entsteht, wenn wir den Blick auf die unvollkommene Alltagswelt richten. Altern, Krankheit und Tod betreffen jeden. Die DNA, die alle Lebensprozesse steuert, macht Fehler. Die Menschen leben mit Problemen, für die sie keine kreativen oder intelligenten Lösungen finden.

In Jahrtausenden ist es der Menschheit nicht gelungen, eine Lösung für dieses Paradoxon zu finden. Aber das Bewusstsein entwickelt sich weiter und im Zuge dieser Entwicklung sind Teillösungen entstanden. Wohlbefinden erfordert kreative Lösungen auf mehr als einer Ebene des Lebens.

Körperliches Wohlbefinden bedeutet, ein langes Leben bei guter Gesundheit führen zu können.

Geistiges Wohlbefinden ist gegeben, wenn man klar und scharf denken kann.

Psychisches Wohlbefinden bedeutet, glücklich zu sein, frei von Ängsten und Depressionen.

Spirituelles Wohlbefinden ist vorhanden, wenn das Leben einen höheren Zweck und Sinn hat.

Für all diese Bereiche gibt es Spezialisten – Ärzte, Psychotherapeuten, Lebensberater, Pfarrer, Priester und Rabbiner; Physiker gehören nicht dazu. Die Quantenrevolution hat das komplexe Thema des Wohlbefindens noch nicht erreicht. Eine Physikerin oder ein Physiker hat natürlich das Recht zu sagen: »Das zählt nicht zu meinem Fachgebiet«, aber das größere Problem ist, dass die Verbindung zwischen dem Quantenfeld und dem täglichen Leben noch nicht hergestellt ist.

Im vorigen Kapitel haben wir diese Verbindung gedanklich hergestellt. Unser Ziel war die Beseitigung des Fragezeichens in einem einfachen Diagramm.

Quantenkörper → ? → Physischer Körper

Inzwischen wissen Sie, dass kreative Intelligenz das Fragezeichen beseitigt. Die Verbindung zwischen dem Quantenkörper und dem physischen Körper ist ein Fluss kreativer Intelligenz, der alles, was existiert, aufrechterhält. Der Quantenkörper lebt nicht in einer mikroskopischen Welt, die völlig getrennt vom täglichen Leben ist. Das Quantenfeld enthält alle Informationen des Universums. Mit dieser großen Idee im Hinterkopf müssen wir ein weiteres Fragezeichen auslöschen.

Vollkommenheit → ? → Unvollkommenheit

Wenn die Quantenwelt auf der Ebene der Quarks, Elektronen, Atome und Moleküle perfekt funktioniert, was hat dann die Unvollkommenheiten der alltäglichen Existenz verursacht? Wir wollen diese Frage beantworten, indem wir sie nach den oben beschriebenen Kategorien des Wohlbefindens aufschlüsseln.

Körperliches Wohlbefinden

Der Bezugswert für das körperliche Wohlbefinden ist die Lebensspanne. Jahrhundertelang war dies ein düsteres Thema (ein berühmtes Zitat des englischen Philosophen Thomas Hobbes besagt, dass das einstige Leben als Jäger und Sammler »gemein, brutal und kurz« war). Heute ist die Lebenserwartung wesentlich höher. Nach Angaben des U.S. Census Bureau konnte ein durchschnittlicher amerikanischer Mann 1960 mit einer Lebenserwartung von 66,6 Jahren rechnen, 2015 waren es bereits 77 Jahre. Bei den Frauen stieg sie im gleichen Zeitraum von 73,1 auf 81,7 Jahre. Die COVID-19-Pandemie kehrte diesen Trend mit einem Rückgang der durchschnittlichen Lebenserwartung um ein bis zwei Jahre wieder leicht um.

Die Lebenserwartung als Zahl ist jedoch nur bedingt aussagekräftig. Wichtiger ist die Gesundheitserwartung, also die Zeit, die ein Mensch in guter Gesundheit und ohne chronische Krankheiten oder Gebrechen verbringt. In den USA lag sie 2019 bei 66 Jahren und stieg auch während der Pandemie weiter an. Dies mag als ein guter Wert erscheinen, bedeutet aber letztlich, dass ein Mensch mehr als ein Jahrzehnt an chronischen Krankheiten oder Gebrechen leidet, bevor er stirbt.

Die Gesundheitserwartung hängt von vielen Faktoren ab. Es gibt eine große Kluft zwischen weißen, gebildeten, wohlhabenden Amerikanerinnen und Amerikanern und denen, die weniger privilegiert sind. Ein begrenzender Faktor für die Gesundheitserwartung ist ironischerweise auch die moderne Medizin, die chronisch kranke Menschen länger als je zuvor am Leben erhalten kann. Ein gutes Beispiel hierfür ist das Risiko, an einem Schlaganfall zu sterben. Von 1975 bis 2019 ist die Zahl der Todesfälle durch Schlaganfall in den USA dramatisch zurückgegangen. Bei Frauen sank sie von 88 pro 100 000 auf 31, bei Männern von 112 auf 39.

Doch leider bedeutet das Überleben nach einem Schlaganfall nicht unbedingt, dass man sich danach guter Gesundheit erfreut. Nur 10 Prozent der Menschen erholen sich vollständig von einem (dann fast immer leichten) Schlaganfall. Mit einer adäquaten Rehabilitationsbehandlung können heute bei weitaus mehr Patientinnen und Patienten als früher deutliche Verbesserungen erzielt werden: Etwa 25 Prozent haben am Ende nur noch leichte Beeinträchtigungen. Aber immer noch rund 40 Prozent leiden nach der Therapie unter mittelschweren Beeinträchtigungen, welche eine besondere Pflege erfordern, die aufwendig und schwierig sein kann.

Es wird angenommen, dass die durchschnittliche Lebenserwartung in den USA noch bis auf etwa 95 Jahre ansteigen könnte. Gegenwärtig sind ältere Menschen der am schnellsten wachsende Teil der Bevölkerung. Dies führt zu der Schreckensvision einer gebrechlichen und dementen Altenbevölkerung. Schon heute müssen viele Haushalte Alzheimer-Patienten betreuen, für die es nirgendwo anders einen Platz gibt. Eine Studie schätzt, dass die Pflege eines Demenzkranken die Lebenserwartung der Pflegenden um fünf bis acht Jahre verringert.

Kurz gesagt, die Kluft zwischen Lebenserwartung und Gesundheit ist enorm. Das körperliche Wohlbefinden ist in eine Sackgasse geraten. Die Menschen sind in einer Lebenslotterie gefangen, die zufällig und unvorhersehbar bestimmt, wer gesund alt wird.

Geistiges Wohlbefinden

Der normale Zustand geistigen Wohlbefindens wird durch einen klaren Geist definiert, der scharf denkt. Was die Menschen im Alter fürchten, sind zwei große Feinde: Gedächtnisschwund und Demenz. Hier hat die Angst die Realität überholt. Ab einem Alter von 65 Jahren kommt es bei etwa vierzig Prozent der Menschen in den USA zu einer gewissen Beeinträchtigung des Gedächtnisses, die jedoch in der Regel so gering ist, dass sie ihr tägliches Leben normal weiterführen können. Optimistischere Forschungen gehen sogar davon aus, dass achtzig Prozent aller gesunden Amerikanerinnen und Amerikaner auch im Alter keinen nennenswerten Gedächtnisverlust erleiden.

Die Demenzraten sind inzwischen leicht rückläufig. Sie sind ohnehin viel niedriger, als uns die Massenmedien glauben machen wollen. Die Weltgesundheitsorganisation schätzt, dass weltweit nur fünf bis acht Prozent der über 65-Jährigen an Demenz erkranken, und fast drei Viertel davon sind bereits über 75 Jahre alt. Die etwas höheren Schätzungen für die USA sind wahrscheinlich auf bessere Messmethoden zurückzuführen. Etwa zehn Prozent der über 65-Jährigen in den USA leiden an Alzheimer.

Seelisches Wohlbefinden

Die Wahrnehmung, dass wir in unsicheren Zeiten leben, ist nicht falsch. Die Gallup Organization, die weltweit Umfragen durchführt, um herauszufinden wie glücklich die Menschen sind, stellte für das Jahr 2022 fest, dass es mehr Traurigkeit, Sorgen, Unzufriedenheit und psychische Probleme gab als in allen Umfragejahren zuvor. Die Lockdowns während der Corona-Pandemie waren eine große Belastung für die Menschen. Eine Folge davon war die Zunahme von Scheidungen und häuslicher Gewalt. Auch Depressionen und Angstzustände häuften sich. Die reinen Zahlen sind jedoch nur bedingt aussagekräftig.

In guten wie in schlechten Zeiten nehmen Depressionen und Angstzustände teilweise epidemische Ausmaße an. Für beide Erkrankungen gibt es keine Heilung, vor allem nicht in chronischen Fällen (leichte depressive Phasen bessern sich vielfach von selbst wieder). Die einzige Möglichkeit der konventionellen Therapie besteht in der Einnahme von Medikamenten, die die Symptome lindern. Eine psychiatrische Therapie kann zwar dauerhafte Besserung bringen, ist aber in der Regel zeitaufwändig und teuer. Durch die Verschreibung von Arzneimitteln werden buchstäblich Milliarden von Dollar vergeudet, um ein im Grunde unlösbares Problem nur scheinbar in den Griff zu bekommen. Bei leichten bis mittelschweren Depressionen wirken die meistverkauften Antidepressiva kaum besser als Placebos.

Psychologie ist komplex, und man kann mit Statistiken um sich werfen, die nicht sonderlich erhellend sind. Unabhängig vom Geschlecht leidet fast jeder fünfte erwachsene Amerikaner an einer psychischen Erkrankung, aber andere Schätzungen gehen davon aus, dass mehr als doppelt so viele Menschen ein psychisches Problem haben und Hilfe suchen sollten. Nach Schätzungen von Psychotherapeutenverbänden profitieren fünfundsiebzig Prozent der Menschen, die sich einer Therapie unterziehen, davon. Studien zeigen jedoch auch, dass sich der Zustand von Menschen mit psychischen Störungen stärker verbessert, während sie noch auf der Warteliste eines Psychiaters stehen, als nach der Therapiesitzung.

Selbst die Faktoren, die gemeinhin als Grundvoraussetzungen für normales Glück gelten, werden heute stark infrage gestellt. Die Erforschung der menschlichen Psyche folgte lange Zeit einem medizinischen Modell, das heißt der Fokus lag auf Krankheiten und deren Linderung. Erst in den letzten Jahrzehnten entstand die Forschungsrichtung der Positiven Psychologie, die sich mit den Voraussetzungen für ein glückliches Leben beschäftigt. Es gibt jedoch keinen allgemeinen Konsens, außer den wenig tröstlichen, dass Glück schwer zu erreichen und, wenn man es erreicht hat, nur vorübergehend ist.

Menschen sind sehr schlecht darin, vorherzusagen, was sie in der Zukunft glücklich machen wird. »Wenn ich nur X hätte« ist unzuverlässig, egal ob X ein Baby, mehr Geld, ein besserer Job oder der perfekte Ehepartner ist. Wenn diese Objekte der Begierde erreicht sind, erleben die Menschen oft nicht den erhofften Glücksschub und manchmal überhaupt keinen. Eltern zu sein, ist im ersten Jahr nach der Geburt eine der absolut stressigsten Erfahrungen im Leben. Und rund siebzig Prozent der Lottogewinner sind nach wenigen Jahren pleite. Der Stress, den der Gewinn eines großen Geldbetrages mit sich bringt, führt häufig zu einem diagnostizierbaren Zustand, der als »Plötzlicher-Reichtum-Syndrom« bekannt ist. Zu den Symptomen gehören Depression, Paranoia, Unsicherheit und soziale Isolation. Im schlimmsten Fall kommt es zu einer Identitätskrise. Die Antwort auf die Frage »Wer bin ich?« ist ein Schock für das System, wenn man auf einmal merkt, dass man reich ist.

Kurzum: Glück ist ein uraltes Rätsel, das das moderne Leben nicht gelöst hat und das durch den modernen Stress eher noch rätselhafter geworden ist.

Die Realität beißt nicht

Es ist gut, realistisch zu sein, und realistisch ist auch, dass das Paradox des Wohlbefindens nicht gelöst werden kann. Mit den heutigen Mitteln lässt sich hier kaum etwas bewirken, trotz der Fortschritte in der Medizin und der Errungenschaften der modernen Technik. Niemand wird wirklich glücklicher durch den Kauf des neuesten iPhones oder Mega-Großbildschirms. Die alten Strategien – reich werden, gesellschaftliches Ansehen erlangen, eine gute Partie machen, eine einflussreiche Position erlangen – waren schon in der Vergangenheit nur mäßig erfolgreich, um Glück und Wohlbefinden zu erlangen. Daran wird sich auch in Zukunft wenig ändern.

Das Quantenmodell bietet eine Lösung, denn es basiert auf der »echten« Realität und nicht auf unserem Wunschdenken und falschen Hoffnungen. Es ist der Quantenbereich, der dieser Welt ihre Realität verleiht. Eine der wichtigsten Aussagen der *Bhagavadgita* ist ein Zitat von Krishna: »Ich bin das Feld und der Kenner des Feldes«. Diese Worte werden am Vorabend einer grausamen Schlacht gesprochen. Die Streitwagen sind aufgereiht und am nächsten Morgen wird sich das Leben der Krieger einzig und allein auf dem Schlachtfeld abspielen.

Aber Krishna verwandelt das Schlachtfeld in das Feld des Lebens, indem er sagt: »Ich bin das Feld.« Damit meint er, dass die göttliche Essenz in jedem Menschen das ganze Leben ist und alles weiß. In einer bemerkenswerten Parallele können wir dasselbe über das Quantenfeld sagen. Wenn wir genau hinsehen, entdecken wir, dass wir das Quantenfeld sind und dass dort alles bekannt ist. In diesem Buch soll es nicht um Mystik gehen, aber die Vision eines berühmten mittelalterlichen Theologen vor 900 Jahren soll doch noch erwähnt werden.

Johannes Eckhart wurde um 1260 in Thüringen geboren und später als der Mystiker Meister Eckhart bekannt. Eine seiner Aussagen könnte von jemandem stammen, der in einer Quantenrealität lebt. »Gott erschafft die Welt und alle Dinge in einem gegenwärtigen Nun und die Zeit, die da vergangen ist vor tausend Jahren, die ist Gott jetzt ebenso gegenwärtig und ebenso nahe, wie die Zeit, die jetzt ist.« Aus einer religiösen Perspektive übersetzt sind diese Worte nicht mystisch. Sie beschreiben, was das Quantenfeld tut – es erschafft jede Erfahrung jetzt und auf einmal. Die kleinsten Details stimmen mit dem großen Ganzen überein. Das ist eine andere Sichtweise von Wohlbefinden. Was wäre, wenn die Antwort lautete: hier und jetzt, alles auf einmal?

Wir glauben, dass es so ist. Wenn Sie sich mit der Quantenrealität verbinden, gelangen Sie von der Ebene des Problems zur Ebene der Lösung. Der perfekte Zustand des Quantenkörpers sollte für jeden Menschen der Ausgangspunkt sein. Andernfalls werden wir uns weiterhin ruhelos von einem Problem zum nächsten hangeln. Eine Pandemie klingt ab, aber ein Krieg bricht aus. Das Wirtschaftswachstum kehrt zurück, aber die Inflation nimmt überhand. Man kann ein Leben lang auf schlechte Nachrichten fixiert sein.

Es muss einen besseren Weg geben, einen Rettungsweg. Meister Eckhart hat uns einen Hinweis gegeben, als er sagte: »Gott ist mir näher als ich mir selbst.« Die Urquelle ist uns näher als das Selbst, mit dem wir uns identifizieren. Gehen Sie zur Quelle, und das wahre Selbst ist da und bietet Ihnen zum ersten Mal die Möglichkeit zu lebenslangem Wohlbefinden.

Die Quantenlösung

Aus einer Quantenperspektive besteht das ganze Problem des Wohlbefindens darin, dass es auf der Problemebene verhaftet bleibt. Es ist eine grundlegende Wahrheit, dass das Quantenfeld nicht altert oder krank wird. Das Quantenfeld funktioniert durch den Fluss der kreativen Intelligenz, und solange dieser Fluss nicht in irgendeiner Weise blockiert oder verzerrt wird, entwickelt sich das Leben ständig weiter. Für Sie persönlich bedeutet das, dass Ihre körperliche, geistige und seelische Entwicklung von Ihren Entscheidungen abhängt.

Auf der Lösungsebene sieht die Sache ganz anders aus. Wir sind nicht mit den *Folgen* von Fehlern konfrontiert, sondern mit den *Ursachen*. Wenn Sie einer Ursache auf den Grund gehen, können Sie die richtigen Fragen stellen und die notwendigen Korrekturmaßnahmen ergreifen, bevor die Symptome auftreten. Dazu brauchen Sie vor allem die Unterstützung des Quantenkörpers. Mit der Zeit sorgt diese Unterstützung für ein gesundes Funktionieren der Zellen, Gewebe und Organe. Je näher Sie der Quelle kommen, desto wirksamer werden Ihre Maßnahmen sein.

Kreative Intelligenz spielt bei allen Aspekten des Wohlbefindens eine Rolle. Ein Beispiel ist ein Problem, das viele Menschen betrifft: die Überlastung des Nervensystems.

Das hektische Tempo und der chronische Stress des modernen Lebens überfordern das zentrale Nervensystem, insbesondere das autonome Nervensystem. Es ist verantwortlich für alle Prozesse vom Herzschlag über die Atmung bis zur Verdauung, die unabhängig von bewussten Handlungen ablaufen. Aber wir sind keine Roboter. Jeder Mensch wirkt ständig auf sein autonomes Nervensystem ein. Wenn wir etwas bewusst tun, schaltet sich die andere Seite, das somatische Nervensystem, ein. Die kreative Intelligenz steuert beides.

Im Leben unzähliger Menschen geschieht zu viel zu schnell. Automatische Reaktionen, die wir von unseren prähistorischen Vorfahren geerbt haben, schaden uns, anstatt uns zu helfen. Die Standardeinstellungen des Gehirns, die den Körper wieder in ein normales Gleichgewicht bringen sollten, haben sich als unwirksam erwiesen. Zusammen haben diese Fehlfunktionen zu einer kollektiven Überlastung des zentralen Nervensystems geführt.

Im Folgenden sind typische Ursachen für solche Überlastungen aufgeführt, damit Sie einschätzen können, wo Sie stehen.

Was führt dazu, dass Sie sich überlastet fühlen?

- Überarbeitung
- Arbeitsdruck
- Arbeit nach Hause mitnehmen
- Angst und Depression
- Mangel an Ruhepausen während des Tages
- Zu wenig guter Schlaf
- Mangel an körperlicher Aktivität
- Ständige Ablenkung (Chats, Videospiele, Rund-um-die-Uhr-Nachrichten)
- Familien- und Beziehungsstress
- Mangelernährung, Überernährung
- Schweres Trauma
- Körperliche Krankheit
- Übermäßiger Lärm

Alle diese Ursachen, die körperlicher, geistiger oder seelischer Natur sein können, sind typisch für die moderne Gesellschaft. Es gibt nur wenige Menschen, deren Nervensystem nicht immer wieder auf die eine oder andere Weise überlastet wird. Wir haben gelernt, ein tägliches Maß an Stress, Geschwindigkeit, Lärm, Ablenkung und Druck als normal zu akzeptieren, auf das unser Körper aber eigentlich gar nicht vorbereitet ist.

Durch die kreative Intelligenz gefiltert, schwächt jede dieser schädlichen Ursachen die Verbindung zu unserer Quelle, und Störungen beginnen sich einzuschleichen. Wenn eine Störung auftritt, versucht der Körper, seinen normalen Gleichgewichtszustand, die Homöostase, wiederherzustellen. Im Gegensatz zu einer Personenwaage, die wieder auf Null springt, sobald Sie heruntersteigen, arbeitet der Körper mit einem dynamischen Gleichgewicht. Er passt sich dem an, was Sie gerade tun. Ob Sie einen Marathon laufen, gemütlich durch den Park joggen oder durch ein Kaufhaus schlendern, Ihr Körper kennt den Unterschied und stellt sich entsprechend darauf ein. Die kreative Intelligenz weiß, wie sie selbst nach der extremsten Aktivität in den Zustand der Homöostase zurückkehren kann.

Um die Homöostase ernsthaft zu stören, sind keine lang andauernden und wiederholten Verhaltensmuster erforderlich, die ein Ungleichgewicht hervorrufen. Für eine klassische Studie mit College-Athleten aus den 1930er-Jahren mussten die Probanden zwei Wochen lang im Bett liegen bleiben, ohne aufzustehen. In dieser kurzen Zeit verloren sie nicht zwei Wochen, sondern zwei *Jahre* an Muskelkraft. Ein solcher drastischer Muskelschwund wird in der Medizin als Inaktivitätsatrophie bezeichnet. Man könnte auch sagen: Wer rastet, der rostet. In einer Studie aus dem Jahr 2016, die mit moderner Medizintechnik durchgeführt wurde, mussten junge erwachsene Männer nur eine Woche lang das Bett hüten. Nach dieser Zeit hatten sie bis zu drei Pfund Körpergewicht (Muskelmasse) verloren und ihre Insulinsensitivität war um bis zu 30 Prozent gesunken (Insulinsensitivität und Insulinresistenz sind entscheidende Faktoren bei der Entstehung von Diabetes).

Es ist bemerkenswert, wie schnell Inaktivität den Körper schädigt. In unserem modernen Leben hat eine sitzende Lebensweise langfristig verheerende Folgen. Sie ist beispielsweise ein Risikofaktor für koronare Arterienkrankheiten, Bluthochdruck und Herzerkrankungen. Statistisch gesehen verkürzt sie die Lebenserwartung. Langes Sitzen führt auch zu strukturellen Veränderungen der Blutgefäße in den unteren Extremitäten.

Andererseits reagiert der Körper sehr schnell auf kleine Veränderungen, die ihm helfen, sein Gleichgewicht wiederherzustellen. Es genügt, wenn Krankenhauspatienten während des Tages hin und wieder für eine Minute aufstehen oder besser noch umhergehen (sofern sie dazu in der Lage sind), um die schädlichen Auswirkungen des ständigen Liegens zu vermeiden. Der menschliche Körper ist so schwerkraftsensibel, dass er auch ohne körperliche Aktivität auf eine aufrechte Körperhaltung reagiert. Die Schwerkraft existiert auf der Quantenebene, obwohl es noch nicht gelungen ist, sie in die Quantenmechanik einzubinden.

Eine sitzende Lebensweise hat auch Auswirkungen auf den Stoffwechsel. Die größte Veränderung im Stoffwechsel tritt nicht ein, wenn Sie mit dem Joggen beginnen, sondern bereits dann, wenn Sie von der Couch aufstehen. Aufzustehen und sich zu bewegen ist eine Quantenlösung. Der Stoffwechsel in den Knochen und Muskeln erfordert, dass wir uns nach der Schwerkraft ausrichten, aber es sind noch andere Quantenprozesse am Werk, die gerade erst entdeckt werden.

Warum eine Quantenlösung?

Die Überlastung des Nervensystems ist keine Krankheit. Es gibt kein Medikament dagegen. Antidepressiva und Beruhigungsmittel können zwar einige psychische Symptome lindern, Schlaftabletten die Schlaflosigkeit, aber alles ohne Garantie. Viel wichtiger aus der Quantenperspektive ist die Tatsache, dass das Phänomen so allumfassend ist. Um das Problem wirklich zu lösen, müssten Sie eine ganze Reihe von Verhaltensweisen und Lebensgewohnheiten ändern.

Niemand kann jedoch in allen Lebensbereichen immer alles richtig machen. Wenn Sie die Elemente der Überlastung des Nervensystems einzeln angehen, werden Sie vielleicht in dem einen oder anderen Bereich Erfolg haben (beispielsweise Gewicht verlieren oder damit aufhören, Arbeit mit nach Hause zu nehmen), aber eine solche Salamitaktik ist nicht ganzheitlich.

Der Quantenansatz vervollständigt das Bild mithilfe zweier entscheidender Erkenntnisse. Erstens: Die Überlastung des Nervensystems beginnt auf der Quantenebene, lange bevor diagnostizierbare Symptome auftreten. Zweitens können Störungen in sehr kleinen Bereichen, selbst wenn sie nur wenige Zellen betreffen, dramatische Auswirkungen auf umliegende Gewebe und Organe haben. Kleine Ursache, große Wirkung, wenn nichts dagegen unternommen wird.

Im wissenschaftlichen Teil dieses Buches (Teil Vier) werden wir den Quantenmetabolismus und die Quantenwurzeln der beiden Hauptursachen von Gesundheitsschäden, Stress und Entzündungen, ausführlich beschreiben. Beide weisen auf die Notwendigkeit von Quantenlösungen hin, die das ganze Leben umfassen. Nachfolgend eine kurze Erläuterung:

Seit mehr als einem halben Jahrhundert beschäftigt sich die Wissenschaft mit dem Phänomen Stress, doch erst in jüngster Zeit konnte nachgewiesen werden, dass nicht der akute Stress (eine plötzliche Bedrohung der körperlichen Sicherheit), sondern der alltägliche Stress, den jeder als selbstverständlich hinnimmt, die größten Schäden verursacht. Die Ergebnisse eines klassischen Versuchs mit Labormäusen lassen Rückschlüsse auf den Menschen zu. Den Mäusen wurden in zufälligen Abständen winzige Stromschläge verabreicht. Die Stromschläge selbst waren harmlos, aber der Stress, der durch ihre Unvorhersehbarkeit entstand, erwies sich als dramatisch. Schon nach wenigen Tagen zeigten die Mäuse Anzeichen von starker Erschöpfung und beschleunigter Alterung. Langanhaltender Stress auf niedrigem Niveau ist auch für uns gefährlich, wenn wir ihm nicht entkommen können.

Dasselbe gilt für Entzündungen. Eine akute Entzündung (durch eine blutende Wunde, einen Knochenbruch oder eine Verbrennung) ist nicht so bedrohlich wie eine alltägliche, leichte Entzündung, die typischerweise die Mikroben im Darm betrifft, die den Verdauungsprozess unterstützen (zusammenfassend als »Mikrobiom« bezeichnet). Begriffe wie »Leaky-Gut-Syndrom« (Syndrom des durchlässigen Darms) sind entstanden, um zu beschreiben, was passiert, wenn toxische Nebenprodukte des Mikrobioms in den Blutkreislauf gelangen und Entzündungsmarker in anderen Teilen des Körpers auslösen. Eine unentdeckte Entzündung kann wie ein Funke wirken, der einen Wald in Brand setzt.

Vor diesem Hintergrund gibt es nichts Dringenderes als eine Quantenlösung. Im folgenden Kapitel beschreiben wir drei Quantentechniken, die den Schlüssel zu einer Lösung in sich tragen. Es geht darum, den Fluss der kreativen Intelligenz wiederherzustellen.

Einfache Übungen: Atmen, Fühlen, Sehen

Alles, was Sie tun, um Ihre kreative Intelligenz wieder in Fluss zu bringen, wird Ihr Wohlbefinden steigern. Die wirkungsvollsten Maßnahmen sind einfach umzusetzen. Sie nutzen die natürlichsten Prozesse, die Körper und Geist miteinander verbinden. Wie bereits erwähnt, entziehen sich 99,99 Prozent der Körperfunktionen unserer Kontrolle. Man kann es auch anders ausdrücken: Um 99,99 Prozent unserer Körperfunktionen brauchen wir uns nicht zu kümmern. Sie laufen autonom auf zellulärer Ebene ab, ohne dass wir ihnen viel Aufmerksamkeit schenken.

Aber nicht nur dort. Zu den unwillkürlichen Körpervorgängen, die vom parasympathischen Nervensystem gesteuert werden, gehören auch drei besonders wichtige: Atmen, Fühlen und Sehen. Gemeinsam ist ihnen, dass sie zwar in der Regel automatisch, sozusagen im Hintergrund, ablaufen, dass aber auch eine Beeinflussung möglich ist. Während Sie diese Zeilen lesen, kann die doppelte Kontrolle über Atmen, Fühlen und Sehen eine tiefgreifende Wirkung auf Sie haben. Nehmen wir als erstes Beispiel die Atmung. Es gibt eine Reihe von Atemübungen, mit denen Sie Ihr Wohlbefinden fast mühelos verbessern können.

Ganzkörperatmung

Jedes Symptom einer körperlichen Erkrankung oder eines psychischen Problems spiegelt sich in der Atmung wider. Die Atmung ist ein empfindliches Messinstrument. Eine schnelle, flache Atmung, um den Körper mit mehr Sauerstoff zu versorgen, ist typisch für die

Kampf-oder-Flucht-Reaktion, ein Erbe der Menschheitsgeschichte aus grauer Vorzeit. Auch bei Depressionen, Panikattacken, anhaltendem Stress, plötzlichen Schocks oder sexueller Erregung verändert sich die Atmung. Das gilt ebenso für noch viele andere, subtilere Zustände, wie zum Beispiel das Gefühl, im »Flow« zu sein, in dem alles perfekt zu laufen scheint. Im Flow-Zustand wird die Atmung tiefer und langsamer, da der gesamte Körper in einen entspannten Zustand übergeht.

Die **ideale Atmung**, auch yogische Atmung genannt, ist langsam und entspannt. Sie geht mit einer allgemeinen Beruhigung einher. Der Körper nutzt den Sauerstoff sehr effizient (er braucht weniger Atemzüge), der Geist ist losgelöst und nimmt nur wenig »Lärm« durch unruhige, sinnlose Gedanken wahr. Mit einer perfekten yogischen Atmung könnte man mehrere Tage in einer versiegelten Kiste unter der Erde überleben. Bei einer solchen Atmung ist der Stoffwechsel so weit heruntergefahren, dass sich der Körper in einem Zustand des Scheintodes befindet.

Eine **eingeschränkte Atmung** ist schnell und flach. Sie kann mit den Anforderungen des Stoffwechsels kaum Schritt halten. Ursache kann eine geschädigte oder kranke Lunge sein, häufiger ist es jedoch Stress, entweder im Körper oder durch äußere Umstände.

Der **heilende Atem** schließlich ist aufbauend und stärkend und ermöglicht es dem Körper, von einer eingeschränkten Atmung zur normalen Atmung zurückzukehren. Heilerin ist in diesem Fall die körpereigene kreative Intelligenz, aber wenn diese beeinträchtigt ist, leiten Sie die Heilung ein, indem Sie sich entscheiden, Ihre Atmung zu kontrollieren.

Kein Lebewesen außer der Mensch kann seine Atmung bewusst optimieren. Auch wenn Sie Ihrem Atem keine Aufmerksamkeit schenken, hält er Sie am Leben. Dass Sie Ihre Atmung ignorieren können, ist das Ergebnis von Milliarden Jahren Evolution. Alles Lebendige braucht Sauerstoff, und im Mutterleib haben Sie die ersten Entwicklungsstufen des Lebens durchlaufen. Als Sie noch eine einzelne befruchtete Zelle waren, wurde der Sauerstoff durch die Zellmembran aufgenommen, wie bei Amöben oder Blaualgen, den ältesten Lebensformen. Bevor ein Embryo Lungen entwickelt, hat er Kiemen wie ein Fisch. Bei der Geburt macht er dann seinen ersten Atemzug in der Lufthülle der Erde, so wie es die Amphibien lernten, als sie aus dem riesigen Urmeer an Land krochen.

Diese ganze Entwicklungslinie wurde von einer kreativen Intelligenz erfunden, die sich an jeden Schritt erinnert. Die Reise endete aber nicht bei den Säugetieren, auch nicht bei den höheren Säugetieren wie unseren Primatenvorfahren. Die DNA eines Berggorillas in den Nebeln des Hochlandes von Uganda ist zu 98 Prozent identisch mit der menschlichen DNA (neuere Forschungen zeigen, dass Schimpansen mit 99 Prozent sogar noch etwas näher dran sind). Dies deutet auf eine biologische Komplexität hin, die der des Menschen ähnelt. Höhere Primaten sind jedoch in vielerlei Hinsicht im Autopilot-Modus gefangen, was bei uns nicht der Fall ist.

Ein Punkt ist die Atmung. Was auch immer ein Gorilla tut – rennen, schlafen, fressen, sich paaren – seine Atmung passt sich dem an. Alle Säugetiere verfügen über diesen Mechanismus, der die Homöostase aufrechterhält. Unsere Vorfahren, die Hominiden, haben darüber hinaus ein einzigartiges Geschenk der Evolution erhalten: Wir können atmen, wie wir wollen. Deshalb kann ein zweijähriges Kind seine Drohung wahr machen, den Atem anzuhalten (bis es blau anläuft). Während Sie diese Zeilen lesen, können Sie seufzen, keuchen, hyperventilieren, die Atemzüge verlängern oder den Atem anhalten. (Der Weltrekord im freiwilligen Luftanhalten liegt bei 24 Minuten, 37,3 Sekunden, aufgestellt von einem Mann in Kroatien im Jahr 2021.)

Später machte der Mensch einen weiteren evolutionären Schritt, der die physische Barriere durchbrach. Wir erkannten die Verbindung zwischen Körper und Geist in der Atmung. Dies ebnete den

Weg für die fortgeschrittenen Atemtechniken des Yoga (die in einem großen Wissensgebiet namens *Pranayama* zusammengefasst sind). Die moderne Medizin hat lange gebraucht, um die Vorteile der yogischen Atmung zu erkennen. Der Durchbruch kam mit der Erforschung des Vagusnervs, des längsten der Hirnnerven. Diese im Gehirn entspringenden Nerven sind sozusagen die Datenautobahnen, die Informationen vom Gehirn zum Rest des Körpers und umgekehrt transportieren.

Es hat sich gezeigt, dass der Vagusnerv für die Entspannungsreaktion entscheidend ist. Die Vagusatmung, wie sie im Folgenden beschrieben wird, ist eine heilende Atmung.

Übung 1: Vagusatmung

Vor etwa zehn Jahren wurde entdeckt, dass die sogenannte Vagusatmung, eine einfache Atemtechnik, eine sehr wirksame Methode ist, um Stressreaktionen zu lindern und umzukehren.

Diese Atemübung ist sehr einfach durchzuführen, und die Erleichterung stellt sich innerhalb weniger Minuten ein. Der Schlüssel liegt darin, länger auszuatmen als einzuatmen.

- Sitzen Sie aufrecht und richten Sie Ihre Aufmerksamkeit auf den unteren Bereich Ihres Rippenbogens und den Bauch.
- Atmen Sie entspannt durch die Nase ein, bis sich der Bauch voll anfühlt.
- Zählen Sie innerlich bis vier.
- Atmen Sie langsam durch die Nase aus, bis sich Ihr Bauch leer und entspannt anfühlt.
- Wiederholen Sie diese Übung fünf Minuten lang und achten Sie dabei darauf, die Frequenz Ihrer Atmung bewusst zu verlangsamen.

(Eine einfache Variante ist das Einatmen durch die Nase und das Ausatmen durch den Mund.)

Die Vagusatmung ist sozusagen ein Nebenprodukt der von einem amerikanischen Forscher entwickelten »Polyvagaltheorie«. Die Erkenntnisse, die zu dieser Theorie führten, beruhen auf der Erforschung des Vagusnervs, der sich vom Hirnstamm aus verzweigt und durch den ganzen Körper zieht, unter anderem zum Herzen, zur Lunge und zu den Verdauungsorganen. Die von ihm gesteuerten Körperfunktionen gehören zu den unwillkürlichen Körperfunktionen, entziehen sich also der bewussten Kontrolle. Die Vagusatmung stimuliert den Vagusnerv und damit alle von ihm beeinflussten Organe. Betrachten wir zunächst die Auswirkungen auf das Herz.

Die für Stressreaktionen typische unregelmäßige Stoßatmung steht in direktem Zusammenhang mit dem schnellen, stakkatoartigen Herzschlag, der in Stresssituationen häufig auftritt. Das ist wichtig zu wissen, wenn man sich vor Stress schützen will, insbesondere vor dem chronischen Alltagsstress unserer Zeit. Die unmittelbare Wirkung der Vagusatmung auf das Herz besteht darin, dass der stressbedingte Trommelschlagrhythmus in einen flexibleren, variableren Rhythmus übergeht, der ein Zeichen für einen gesunden Organismus ist. Diese sogenannte Herzfrequenzvariabilität (HRV) ist bei kranken Menschen niedriger als bei gesunden. Wenn Sie etwas für Ihre Herzfrequenzvariabilität tun, tun Sie etwas für Ihr Wohlbefinden, und genau aus diesem Grund sollten Sie Vagusübungen in Ihre tägliche Routine integrieren.

Als Heilmittel gegen chronische Stressreaktionen trainiert die Vagusatmung Ihr Nervensystem darauf, wieder zu erkennen, was normal ist. In diesen stressigen Zeiten ist das Nervensystem eines jeden Menschen besonders gefordert, aber seien Sie versichert, dass das Körper-Geist-System in jeder Situation zu einem ausgeglichenen Zustand zurückkehren möchte. Mithilfe der Vagusatmung wird die natürliche Selbstregulation des Nervensystems (und damit auch der normale Herzschlag) wiederhergestellt.

Die Polyvagaltheorie überwindet die künstliche Grenze zwischen Körper und Geist. Die Vagusatmung stimuliert die Entspannungsreaktion des Gehirns und beeinflusst, wie wir denken, fühlen und die Welt wahrnehmen. Wenn Sie bemerken, dass Sie sich tagsüber gestresst fühlen, und sich dann sofort eine kurze Auszeit nehmen, um die Vagusatmung zu praktizieren, kommt das Element der Achtsamkeit ins Spiel. Der Vagusnerv ist für 80 Prozent der sensorischen Informationen verantwortlich, die das Gehirn erreichen, und ist damit die Informationsautobahn zur Haut und zum Verdauungstrakt. Es scheint, dass fast alle Teile des Körpers über diesen einen Nerv miteinander verbunden sind.

Aus schulmedizinischer Sicht mag die Polyvagaltheorie erstaunlich erscheinen. Aus Quantensicht steht jedoch die Ganzheitlichkeit an erster Stelle. Die kreative Intelligenz hat über den Vagusnerv den Weg für eine ganzheitliche Herangehensweise gefunden. Dies spielt bei allen drei Übungen in diesem Kapitel eine Rolle.

Wahrnehmen, was im Körper passiert: Interozeption

Bei der nächsten Übung geht es um eine Art sechsten Sinn, den wir für selbstverständlich halten: die Wahrnehmung dessen, was in unserem Körper vor sich geht. In der westlichen Kultur wurde die Bedeutung dieses lange vernachlässigten Sinnes, der sogenannten Interozeption, erst vor Kurzem entdeckt (während im Yoga Techniken des inneren Spürens schon immer bekannt waren). Der Körper sendet ständig Signale aus, die unter dem Radar des Bewusstseins bleiben. Sie zeigen an, dass eine Reaktion auf einer Ebene stattfindet, die normalerweise unbewusst bleibt. Es gibt nicht einmal einen Namen für diese Signale aus dem Körperinneren, aber wenn sie stark genug sind, setzt sich eine Kette von Ereignissen in Gang.

Erstens stellen Sie fest, dass sich etwas in Ihrem Körper verändert hat, normalerweise die Herzfrequenz, die Muskelspannung, die Atmung oder etwas in Ihrem Magen. Zweitens nutzen Sie diese körperlichen Empfindungen als Auslöser für eine Emotion, die positiv oder negativ sein kann. Ein beschleunigter Herzschlag kann auf Angst, Nervosität, sexuelle Erregung oder einen Liebesimpuls hinweisen. Drittens: Sie identifizieren die Emotion, geben ihr einen Namen und reagieren darauf. Die Bedeutung der Interozeption liegt darin, dass sie diese ganze Ereigniskette auslöst. Interozeption ist also die Voraussetzung für emotionales Empfinden. Emotionen entstehen erst, wenn wir bestimmte körperliche Veränderungen wahrnehmen.

Die moderne Medizin beginnt gerade erst, die Auswirkungen dieses Prozesses auf das Wohlbefinden zu erforschen. Eine Person, die unempfindlich für die inneren Signale ihres Körpers ist, kann ihre Emotionen schlecht regulieren, was mit einem erhöhten Risiko für Depressionen und Angstzustände einhergeht. Die Interozeption bestimmt auch, wie wohl man sich in seinem Körper fühlt und wie früh man Anzeichen von innerem Unbehagen wahrnimmt. Es ist seit Langem bekannt, dass Patientinnen und Patienten eine Krebserkrankung oft schon wahrnehmen, bevor sie diagnostiziert wird. Sie haben ein allgemeines Gefühl, dass etwas nicht stimmt, ohne es genau benennen zu können.

Da das Gehirn und der Körper eine Rückkopplungsschleife bilden, verändern Emotionen auch die Signale der inneren Organe. In einer klassischen Harvard-Studie sahen die Probanden einen fünfzigminütigen Film über Mutter Teresa und ihre Arbeit mit armen Kindern in Kalkutta und hatten danach Zeit, über Mitgefühl und Freundlichkeit nachzudenken. Die Forscher stellten fest, dass der Wert eines der wichtigsten Antikörper des Immunsystems, s-Ig-A, während und nach dem Film erhöht war. Der Mutter-Teresa-Effekt, wie er genannt wurde, hielt noch eineinhalb Stunden nach der Filmvorführung an.

Im Quantenbereich kratzt ein einzelner Effekt – und sei er noch so positiv – kaum an der Oberfläche. Interozeption erkennt Signale, die in einem Feld auftreten, das die ganze Bandbreite der Gefühle umfasst. Ein Tor zum »Fühlen« oder »Spüren« des Weges zum Wohlbefinden wird geöffnet. Die Begriffe *Fühlen, Spüren* und *Empfinden* können sich auf viele Themen beziehen. Wir fühlen Emotionen. Wir spüren die Feindseligkeit in einem Raum, in dem ein Streit stattgefunden hat. Wir empfinden Ekel oder Schmerz. Wir fühlen uns zufrieden damit, wie unser Leben läuft – oder auch nicht. Nehmen wir einen beliebigen Bereich, in dem Intuition und Instinkt ins Spiel kommen. Wie greifen wir darauf zu? Durch Gefühle. Ob wir eine Gefahr spüren, uns auf den ersten Blick verlieben, zu einem schönen Gedicht inspiriert werden oder eine göttliche Präsenz erfahren, alles hat mit Gefühlen zu tun. Gefühle durchziehen unser Leben.

Interozeption ist von zentraler Bedeutung: Sie funktioniert wie eine Art Frühwarnsystem, das in unseren Zellen verankert ist. Dies weist uns den Weg, wie wir das Fühlen als Mittel nutzen können, um den Fluss der kreativen Intelligenz im Körper wiederherzustellen. Wie beim Atmen gibt es auch beim Fühlen drei Zustände.

Ideales Fühlen zeichnet sich durch Sensibilität für alles in und um Sie herum aus. Sie kennen und akzeptieren Ihre eigenen Gefühle. Es fällt Ihnen leicht, sich in andere einzufühlen. Veränderungen in Ihrem Körper spüren Sie sofort, auch wenn sie noch so subtil sind. Sie erleben Liebe so selbstverständlich wie in Ihrer Kindheit. Auf der feinstofflichen Ebene spüren Sie die Gegenwart des Glücks.

Eingeschränktes Fühlen ist sehr widersprüchlich. Einige Gefühle lassen Sie zu, andere unterdrücken Sie. Sie sind unentschlossen, wenn es um wichtige Lebensentscheidungen geht. Sie sind unsicher, ob Sie fähig sind, Liebe zu geben oder zu empfangen, weil die Liebe von Erfahrungen der Ablehnung und Enttäuschung in Ihrer

Vergangenheit überlagert wird. Letztendlich kann es sogar zu einem Zustand der Verleugnung kommen, der das natürliche Auf und Ab der Gefühle verdeckt. Auf der körperlichen Ebene können Gefühle so blockiert werden, dass der Körper nur noch die stärksten Empfindungen von Lust und Schmerz wahrnimmt.

Heilendes Fühlen ist notwendig, um alle abgestumpften oder gefühllosen Bereiche zu erneuern, in denen der Stress den Fluss der kreativen Intelligenz blockiert hat. Wie beim Atmen geschieht Heilung in drei Schritten. Sie beginnen, die Signale Ihres Körpers wahrzunehmen. Sie erkennen, dass diese Signale eine Emotion hervorrufen, und schließlich, wenn Sie die Emotion benennen, können Sie sie akzeptieren und damit umgehen, wohin Sie sie führt.

Der Grad der Empfindlichkeit, mit dem jeder Mensch zu leben gelernt hat, ist sehr unterschiedlich. Im Extremfall wird eine Person, die unter Klaustrophobie leidet, eine Panikattacke bekommen, wenn sie der Enge eines Aufzugs oder einer Magnetresonanzröhre ausgesetzt ist. Im anderen Extrem kann eine Person ihren Herzschlag und Puls ganz leicht erspüren, indem sie sich darauf einschwingt (mit etwas Übung könnten die meisten Menschen dies lernen). Misshandlungen – körperlicher oder seelischer Art – können dazu führen, dass sich ein Mensch innerlich taub fühlt und deshalb eine missbräuchliche Beziehung erträgt, anstatt einen Ausweg zu suchen.

Wir haben das Thema der Interozeption erweitert, während die medizinische Forschung dazu neigt, es in eine enge Schublade zu stecken. Alles, was wir als Verbindung zwischen Körper und Geist bezeichnen, findet auf einer bestimmten Bewusstseinsebene statt. Die chemischen Signale, die die Zellen aussenden, sind Zeichen kreativer Intelligenz. Die Zellen »fühlen« auf ihre eigene Weise genauso viel und genauso umfassend wie wir. Die Vorstellung, nur das Gehirn sei zu Gefühlen fähig, stößt auf das gleiche alte Problem. Wo genau in der Kette der Ereignisse lernen organische Moleküle und Atome aus Wasserstoff, Kohlenstoff, Sauerstoff und Stickstoff, glücklich oder traurig, ängstlich oder entspannt zu sein? Aus der Quantenperspektive ist alles, was an der Oberfläche des Lebens wahrnehmbar ist, vollständig und mit vollem Bewusstsein auf der Quantenebene entstanden.

Übung 2: Körperreise

Jeder Schritt, den Sie unternehmen, um die Sensibilität Ihrer Innenwahrnehmung zu erhöhen, hat eine heilende Wirkung. Ihr Körper ist ein Feldphänomen, das heißt, er funktioniert in erster Linie als Ganzes und nicht als Summe einzelner Teile. Die Stimulierung des Feldes steigert das Wohlbefinden. Es wäre also falsch, nur die Interozeption zu betrachten – wenn Sie meditieren, Vagusatmung praktizieren, Yoga machen oder auf andere Weise regelmäßig körperlich aktiv sind, wird der gesamte Bereich der inneren und äußeren Empfindungen beeinflusst. (Eine Analogie findet sich in der überlieferten Yoga-Weisheit »Ziehst du an einem Tischbein, bewegt sich der ganze Tisch«.)

Wenn Sie Ihre Interozeption verfeinern, können Sie die Signale Ihres Körpers besser interpretieren. Eine erhöhte Herzfrequenz bei einer Sportlerin ist etwas anderes als eine erhöhte Herzfrequenz bei einer Person mit sitzender Tätigkeit. Im ersten Fall handelt es sich um eine gesunde Reaktion des Körpers, während im zweiten Fall die Interpretation von Angst (»Herzklopfen«) nahe liegt. Müdigkeit aufgrund von Schlafmangel kann ausreichen, um bei einer Person, die zu Depressionen neigt, eine Abwärtsspirale in Gang zu setzen, während andere Menschen einfach nur darüber klagen, müde zu sein.

In diesem Zusammenhang möchten wir Ihnen eine einfache Achtsamkeitsübung empfehlen: die Körperreise (auch Body Scan genannt). Sie hilft Ihnen, Ihre Wahrnehmung zu schulen, die Kommunikation in Ihrem Körper zu verbessern und sich mit Ihrem Atem und Ihren Gefühlen zu verbinden.

Diese entspannende Übung wird auf dem Rücken liegend durchgeführt, am besten auf einer weichen Unterlage, also auch im Bett vor dem Einschlafen.

Einfache Körperreise

- Legen Sie sich flach auf den Rücken, die Arme an den Seiten. Die Augen sind während der Übung geschlossen. Atmen Sie ein paar Mal tief durch, bis Sie sich entspannt fühlen.
- Spüren Sie, wie das Gewicht Ihres Körpers Sie erdet. Es ist, als würden Sie nach unten gezogen, um sich mit der Erde zu verbinden.
- Lassen Sie Ihre Aufmerksamkeit frei zu jeder Empfindung wandern. Dabei könnte es sich zum Beispiel um Verspannungen, Anspannung oder Unbehagen in Muskeln, Nacken, unterem Rücken oder Bauch handeln. Es kann aber auch ein angenehmes Gefühl von regelmäßigem Herzschlag, Atmung und entspannten Muskeln sein. Urteilen Sie nicht. Fühlen Sie einfach, was Sie fühlen.
- Worauf auch immer Ihre Aufmerksamkeit gelenkt wird, halten Sie dort erst einmal inne. Widerstehen Sie dem Drang, weiterzugehen oder dem Gefühl zu entkommen, wenn es unangenehm ist. Atmen Sie tief und ruhig ein und lassen Sie Ihre Aufmerksamkeit so weit wie möglich auf den Bereich gerichtet. Sie können sich vorstellen, dass Wärme in das Gewebe eindringt oder dass der Bereich in beruhigendes weißes Licht eingehüllt ist.
- Erzwingen Sie den Prozess nicht. Ihr einziges Ziel ist es, einfach nur zu fühlen, ohne angespannt zu sein und ohne Ihre Aufmerksamkeit abwenden zu wollen. Seien Sie locker. Bleiben Sie innerhalb Ihrer Komfortzone. Halten Sie gleichzeitig lange genug inne, um das Gefühl oder die Empfindung als das zu registrieren, was es ist.

- Achten Sie darauf, ob das Gefühl einen emotionalen Reflex auslöst, wie Nervosität, Unruhe, Ärger, Ungeduld, Reizbarkeit oder Angst. Wenn Sie eine solche emotionale Reaktion bemerken, sagen Sie zu sich: »Das ist nur ein weiteres Gefühl. Ich muss ihm nicht folgen oder ihm zu viel Aufmerksamkeit schenken.«
- Folgen Sie dem natürlichen Weg, den Ihr Gewahrsein nehmen möchte, und praktizieren Sie diese einfache Körperreise 5 bis 20 Minuten lang, je nachdem, wie Sie sich dabei fühlen. Wenn Sie während der Übung irgendwann einschlafen, ist das ein Zeichen von Stressabbau und etwas völlig Natürliches.

Durch eine solche Körperreise können Sie sich in Ihrem Körper mit seinen Empfindungen wohler fühlen. Sie helfen der kreativen Intelligenz, Schwachstellen in der Rückkopplungsschleife zwischen Körper und Geist zu beheben. Gleichzeitig gibt es eine heilende Wirkung, die sich ausweiten und verlängern lässt. Obwohl es noch keine verlässlichen Forschungsergebnisse über die Interozeption und ihren potenziellen medizinischen Nutzen gibt, scheint es sehr wahrscheinlich, dass sie mit den weithin dokumentierten Vorteilen der Meditation vergleichbar ist.

Erweiterung der Praxis

Die Körperreise kann auf verschiedene Weise erweitert werden. Manche Menschen machen es sich zur Gewohnheit, jeden Tag eine vollständige Reise von Kopf bis Fuß durchzuführen und dabei systematisch von einem Bereich zum nächsten zu gehen. Das Ziel ist es, sich auf alles einzustimmen, was auf einer feinstofflicheren Ebene geschieht. Mit etwas Übung können Sie eine beachtliche Sensibilität entwickeln.

Eine andere Möglichkeit besteht darin, die Signale, die Sie wahrnehmen, zu verändern. Wenn Sie beispielsweise eine Verspannung feststellen, können Sie Ihre Aufmerksamkeit auf den betroffenen Bereich richten und sich vornehmen, die Verspannung zu lösen. In diesem Fall ist die Absicht nonverbal. Sie ist nicht mit Willenskraft oder Wünschen gleichzusetzen, sondern eher mit dem Vertrauen, dass Ihre Aufmerksamkeit etwas bewirken kann, so wie eine Mutter ein weinendes Kind durch sanfte Zuwendung beruhigt.

Um diesen sechsten Sinn weiter zu entwickeln, gibt es fortgeschrittene Praktiken des Hatha Yoga und des Qigong, die auf der Vervollkommnung der Körperbewusstheit beruhen. Bei vielen Formen der sogenannten Energiearbeit geht es darum, durch Interozeption zu lokalisieren, wo sich blockierte Energie befindet. Mit speziellen Techniken wie dem Toning werden dann die Blockaden gelöst.

Das sind Visionen von den Möglichkeiten, die durch einen Sinn eröffnet werden, den die meisten Menschen ihr ganzes Leben lang ignorieren. Am Anfang steht jedoch die Körperreise, diese einfache und sehr hilfreiche Übung.

Mit Gewahrsein sehen

Es klingt seltsam, aber das Auge sieht nicht. Vielmehr ist das Auge das Instrument des Sehens, so wie ein Fernsehgerät das Instrument zum Anschauen eines Films ist. Wir würden nie sagen, dass das Gerät einen Film anschaut, aber wir haben uns daran gewöhnt, das Sehen den Augen und der Sehrinde im Gehirn zuzuschreiben. Das Gehirn selbst sieht nichts, denn zum Sehen ist ein Beobachter notwendig. Ohne Beobachter ist das Gehirn blind.

Durch bewusstes Beobachten kann das Sehen verfeinert werden. Sehen mit Gewahrsein ist genau genommen das Geheimnis eines höheren Bewusstseins. Mit seinen Versen »Halte die Unendlichkeit in deiner flachen Hand und die Ewigkeit in einer Stunde« hat der

Dichter William Blake eine Quantenverbindung hergestellt. Alles, was man braucht, ist das Gewahrsein, um weit genug zu sehen. Grenzenloses Gewahrsein ist das Geburtsrecht eines jeden Menschen.

Ob Sie so tief sehen können, wie Sie wollen, hängt von Ihrem Gewahrsein ab. Wir beziehen uns hier auf die vielen Anwendungsmöglichkeiten des inneren Sehens, wie zum Beispiel zu sehen, was richtig und was falsch ist, die Schönheit in den alltäglichen Dingen zu sehen, das Gute in den Menschen zu sehen und so weiter. Aber wenn es darum geht, den Weg zu lebenslangem Wohlbefinden zu sehen, müssen wir die drei Zustände betrachten, die uns schon im Zusammenhang mit dem Atmen und Fühlen begegnet sind.

Ideales Sehen hat eine klare Vorstellung davon, was real ist und was nicht. Sie sehen sich nicht als isolierte Ego-Persönlichkeit, sondern als Ihr wahres Selbst, als Kanal kreativer Intelligenz. Sie lassen sich nicht von unwichtigen Details und Ablenkungen in die Irre führen, sondern sehen den Kern jeder Situation. Sie sind nicht blind für menschliche Schwächen, aber Sie sehen das Potenzial in jedem Menschen. Wenn Sie mit einem Problem konfrontiert werden, das Sie lösen müssen, erkennen Sie, dass die Antwort auf der Ebene der Lösung liegt, nicht auf der Ebene des Problems. Mit einem Wort: Ideales Sehen ist Einsehen.

Eingeschränktes Sehen ist unbewusst oder bestenfalls teilweise bewusst. Die Wirklichkeit wird durch Filter betrachtet. Die meisten dieser Filter stammen aus der Vergangenheit in Form von alten Verletzungen, schlechten Erinnerungen und Rückschlägen, die die gegenwärtige Situation trüben. Andere Filter sind das Produkt von Selbstverurteilung, Wunschdenken, Verleugnung und Verzerrungen, die die Ego-Persönlichkeit eingeführt hat. Am äußersten Ende des Spektrums kann eine Person blind für den Schaden sein, den sie anderen und sich selbst zufügt.

Heilendes Sehen bringt Klarheit in die getrübte Sicht. (Die vedische Analogie lautet: »Gleichwie ein Spiegel, der mit Staub bedeckt war, Wie Feuerschein erglänzt, wenn er gereinigt«). Meditation klärt die innere Sicht des Menschen, indem sie unter die Ebene des verwirrten und widersprüchlichen Geistes geht. Es gibt einen ruhigeren, gelasseneren Geist, der empfangen kann, was die kreative Intelligenz mitteilt. Der Beginn der Einsicht ist ein entscheidender Teil der Heilung. Aber man muss auch anfangen zu erkennen, wenn man blindlings nach seinem gewohnten Muster reagiert, ohne innezuhalten und bewusst nachzudenken.

Der Geist greift gerne auf alte Gewohnheiten (sozusagen Standardeinstellungen) zurück, um in ähnlichen Situationen nicht immer wieder bei Null anfangen zu müssen. Das menschliche Gehirn verfügt über eine Gruppe von Hirnregionen, die als »Ruhezustandsnetzwerk« (DMN, für Default Mode Network) bezeichnet werden. Das DMN ist aktiv bei Routinetätigkeiten, die nicht viel Nachdenken erfordern, wie zum Beispiel Geschirr spülen, Bratkartoffeln zubereiten oder das Bett machen. Dieses Netzwerk arbeitet jedoch gegen Sie, wenn Sie im Arbeitsumfeld, in der Beziehung zu Ihrem Partner oder bei möglichen Veränderungen immer gleich reagieren.

Bewusstes Denken hingegen ist aktiv und erfordert persönlichen Einsatz. Es besteht ein Unterschied zwischen dem Bestellen eines Omeletts und dem Zubereiten eines Omeletts, oder zwischen einer politischen Meinung und dem Schreiben eines überzeugenden politischen Essays. Die Kluft zwischen passivem Reagieren und aktivem Engagement ist für viele Menschen eine Falle.

Jeder Erwachsene hat im Laufe seines Lebens eine Reihe von Standardreaktionen angesammelt. »Ich mag X« und »Ich mag Y nicht« decken eine Vielzahl von Situationen ab. Man kann ein Leben lang im Leerlauf fahren, ohne jemals einen Gang einzulegen (oder gar zuzulegen). Die kreative Intelligenz ist dann nicht blockiert, sondern kommt gar nicht erst in Gang.

Alles, was Sie tun, um Ihr Ichbewusstsein zu erhöhen, fördert Ihr Wohlbefinden. Umgekehrt wirkt sich alles, was Sie tun, um unbewusst zu bleiben, negativ auf Ihr Wohlbefinden aus. An dieser Stelle müssen wir vielleicht Begriffe klären, die manchmal verwechselt werden: Ichbewusstsein ist nicht dasselbe wie Selbstbewusstsein. Wenn Sie sich für eine Party in Jeans und T-Shirt kleiden und erst bei der Ankunft feststellen, dass alle anderen Gäste in Abendgarderobe gekommen sind, und Sie trotzdem bleiben, ohne sich von den Blicken der anderen stören zu lassen, dann haben Sie wahrscheinlich viel Selbstbewusstsein.

Das Ichbewusstsein umfasst das gesamte Wissen einer Person über sich selbst und ihre Identität. Es ist ein erweitertes Gewahrsein Ihrer eigenen Natur. Niemand kann an Ihrem Verhalten erkennen, über wie viel Ichbewusstsein Sie verfügen.

In diesem Zusammenhang gibt es noch ein weiteres treffendes vedisches Sprichwort: »Lege alle deine Illusionen ab, und was übrig bleibt, muss real sein«. Diese Worte reichen aus, um zur Erleuchtung zu gelangen, wenn man sich der Aufgabe widmet, die Wirklichkeit so klar wie möglich zu sehen. Völlige Klarheit ist kein Grund zur Verzweiflung, sondern offenbart, dass kreative Intelligenz und das Bewusstsein von Glück überall vorhanden sind.

Die folgende Übung ist bei weitem nicht so anspruchsvoll wie die Erleuchtung zu erlangen, aber sie basiert auf dem gleichen Prinzip: die Realität zu entdecken, indem man seine innere Sicht klärt. Mit dem Gewahrsein zu sehen ist kein Problem, wenn man sich erst einmal daran gewöhnt hat. Je öfter man es versucht, desto größer ist der Nutzen.

Übung 3: Ihre Sicht in den Mittelpunkt stellen

Die Fähigkeit des Körpers, in einen ausgeglichenen Zustand zurückzukehren (Homöostase), hat eine Entsprechung auf der Ebene des Geistes. Medizinstudenten lernen nichts über diese Art von Homöostase, aber wir alle haben die Erfahrung gemacht, dass es sie gibt. Jeder Mensch hat eine Art Normalwert für seine Stimmung, ein gewisses Maß an Zufriedenheit. Eine heftige emotionale Reaktion, wie die Trauer nach dem Verlust eines geliebten Menschen, verschiebt diesen Sollwert vorübergehend, aber in der Regel kehren wir innerhalb von sechs Monaten wieder in den Normalbereich unserer Stimmungslage zurück. Weniger drastische Gemütsschwankungen sind von Natur aus vorübergehend. Glück ist in der Regel ebenso vergänglich wie Traurigkeit. Wenn sich Traurigkeit jedoch verfestigt, kann sie sich zu einem dauerhaften Zustand wie chronischer Depression oder dem Krankheitsbild der anhaltenden Trauer entwickeln.

Ihr Ruhezustandsnetzwerk bürdet Ihnen einen gewissen Grad an Festgefahrenheit auf. Dies äußert sich in automatischen Verhaltensweisen und festen Überzeugungen. Immer wieder hören wir Menschen Dinge sagen wie »Das würde ich in einer Million Jahren nicht tun« oder »Sie ist immer so«, ohne zu erkennen, dass solche absoluten Aussagen ein Zeichen für festgefahrenes Denken sind. Absolute Meinungen blockieren Veränderung und schließen die kreative Intelligenz aus. Die jeweils nächste kreative Chance kommt aus dem Unbekannten. Die Angst vor dem Unbekannten, die Ablehnung neuer Ideen und das Beharren auf »entweder so oder gar nicht« sind blinde Reaktionen, die Blockaden erzeugen.

Die folgende Übung bringt Sie auf den Weg, Ihren Blick zu schärfen und der kreativen Intelligenz zu erlauben, Sie auf geistiger und psychologischer Ebene zu erreichen.

Zurück zum Nullpunkt

Wie das Quantenfeld ist auch Ihr Gewahrsein in ständiger Bewegung. In beiden Fällen hat das Feld einen »Nullpunkt«, einen Ruhezustand, aus dem Aktivität entsteht. Ihr Gewahrsein erlebt diesen Ausgangspunkt als still, ruhig, aufmerksam und mit unbegrenzten Möglichkeiten. Dank der Tendenz des Geistes, zwischen den Gedanken zu seinem Nullpunkt zurückzukehren, haben Sie Zugang zu Ihren nächsten Gedanken. Das stille Gewahrsein ist die Gebärmutter, aus der alle Gedanken und Gefühle hervorgehen.

Ihr Geist macht sich diesen natürlichen Prozess oft nicht zunutze. Stattdessen wird der Standardmodus wiederhergestellt. Deshalb arbeiten Sie mit alten Konditionierungen, automatischen Reaktionen, festgefahrenen Überzeugungen und der Ausweichlösung des Egos, die darin besteht, sich vor Veränderungen zu schützen. Da dies alles unbewusst geschieht, können Sie nicht zum Nullpunkt zurückkehren, es sei denn, Sie greifen ein und setzen Ihre Standardeinstellungen außer Kraft.

Die folgende Übung ist einfach und erfordert nur wenige Schritte.

- Versuchen Sie, sich dabei zu ertappen, wie Sie aus Gewohnheit oder Routine heraus handeln.
- Halten Sie dann inne und lassen Sie Ihre automatische Reaktion abklingen.
- Richten Sie die Aufmerksamkeit auf die Mitte Ihrer Brust und warten Sie ruhig auf eine andere Reaktion, die dieser Situation angemessen ist.
- Lassen Sie die neue Reaktion zu und handeln Sie entsprechend. Wenn sich keine neue Reaktion einstellt, bleiben Sie auf die Brustmitte konzentriert und verlassen Sie die Situation, sobald es sich richtig anfühlt.

Das Schöne an dieser Übung ist, dass sie unmittelbare Ergebnisse liefert. Entweder Sie reagieren anders als gewohnt oder Sie lösen sich aus der Situation, ohne dass ein Konflikt entsteht. In jedem Fall haben Sie Ihre Standardmuster durchbrochen. Diese Übung hat auch einen langfristigen Nutzen. Sie trainieren Ihren Geist, in die Stille zurückzukehren und nicht in den alten, gewohnten Modus. Man könnte sagen, dass Sie mehr und mehr lernen, Ihr wahres Selbst zu befragen, das bisher geschwiegen hat.

Natürlich sind nicht alle Situationen gleich. Folgende Umstände sind geeignet, um darüber nachzudenken, ob eine Rückkehr zum Nullpunkt nicht angebracht wäre:

Wann ist es sinnvoll, zum Nullpunkt zurückzukehren?

- Sie sind in eine Diskussion verwickelt, die nirgendwo hinführt.
- Sie hören sich selbst Ihre ewig gleiche Meinung wiederholen.
- Sie sind abgelenkt und unkonzentriert.
- Sie sind davon überzeugt, Recht zu haben, egal was andere sagen.
- Sie zeigen keinerlei Toleranz gegenüber der anderen Meinung Ihres Gegenübers.
- Sie befinden sich in einer emotionalen Sackgasse, in der Sie nur noch die vertraute Wut, Angst, Feindseligkeit oder Gleichgültigkeit vorfinden.
- Sie fühlen sich nicht wertgeschätzt oder sehen sich nicht in der Lage, die andere Person wertzuschätzen.
- Sie folgen blind den Anweisungen einer anderen Person (blinder Gehorsam).
- Sie fühlen sich gefangen, erstickt, in die Enge getrieben oder auf andere Weise hilflos.
- Stress und Druck überwältigen Sie.
- Sie wehren sich gegen Veränderungen, weil Sie prinzipiell gegen Veränderungen sind.

- Sie sind wütend oder verzweifelt.
- Sie haben Ihre Belastungsgrenze erreicht und stehen kurz davor, die Kontrolle über sich selbst zu verlieren.

Sobald Sie eine dieser Situationen, die bei jedem Menschen vorkommen, in Ihrem Leben bemerken, können Sie zu dem ausgeglichenen Zustand zurückkehren, der Ihr Nullpunkt ist. Vielleicht fehlt Ihnen aber auch die Motivation, sich zu ändern. Die Macht der Gewohnheit ist sehr stark, und jeder verspürt von Zeit zu Zeit auf der Ego-Ebene den Wunsch zu gewinnen, Recht zu haben oder dazuzugehören, je nach Persönlichkeitstyp.

Sie können nicht erwarten, dass sich Gewohnheiten von selbst auflösen oder dass Ihr Ego plötzlich seine lebenslangen Taktiken aufgibt. Nur das Gewahrsein kann das Gewahrsein heilen. Sie sehen plötzlich, dass es einen anderen Weg gibt – er offenbart sich Ihnen einfach. In solchen Momenten der Einsicht hat sich die kreative Intelligenz mit Ihnen verbunden. Sie können sich den Weg zu ihr nicht ausdenken oder wünschen; alles geschieht nach einem eigenen Zeitplan.

Meditation zur Zentrierung

Grundsätzlich können Sie in jeder Lebenssituation innehalten, um eine neue Reaktion abzuwarten – die obige Aufzählung beschreibt typische Situationen, mit denen jeder Mensch hin und wieder konfrontiert wird. Sie haben aber auch die Möglichkeit, sich durch Meditation besser mit Ihrem Nullpunkt vertraut zu machen. Die Meditationspraxis ermöglicht es, tiefer zu gehen und ruhiger zu werden. Ein weiterer Effekt ist, dass Sie sich nicht so sehr von vorübergehenden Situationen mitreißen lassen.

Die Meditation zur Zentrierung ist eine Erweiterung der grundlegenden Praxis, die Sie gerade erlernt haben.

- Suchen Sie sich einen ruhigen Ort, an dem Sie allein und ungestört sind.
- Schließen Sie die Augen und atmen Sie einige Male tief durch, bis Sie zur Ruhe gekommen sind.
- Richten Sie Ihre Aufmerksamkeit auf den Bereich Ihres Herzens.
- Atmen Sie ganz natürlich und spüren Sie, wie Ihr Atem aus dem Herzen und nicht aus der Lunge kommt.
- Lassen Sie sich nicht von Gedanken oder Gefühlen ablenken. Richten Sie Ihre Aufmerksamkeit sanft auf Ihr Herz und meditieren Sie weiter.
- Beenden Sie die Meditation nach fünf bis zehn Minuten, indem Sie ruhig mit geschlossenen Augen sitzen bleiben, bis Sie sich wieder bereit fühlen, Ihren täglichen Aktivitäten nachzugehen.

Es ist schwierig, eine regelmäßige Meditationspraxis aufrechtzuerhalten – fast jeder ist versucht, sie nach einiger Zeit wieder aufzugeben. Aber Sie können bei der Zentrierungsmeditation bleiben, indem Sie sie spontan für fünf Minuten durchführen, wann immer Sie das Bedürfnis danach verspüren. Es ist eine angenehme Erfahrung, und Ihr Tag wird nur minimal unterbrochen.

Ein wirksames Mittel gegen Stress

Stress ist ein Thema, das sich aus mehreren Gründen für einen Quantenansatz eignet. Erstens: Es ist nicht möglich, einfach einzelne Symptome von Stress zu behandeln. Stress ist ein ganzheitliches Phänomen, das Körper, Geist, Persönlichkeit und die familiären Wurzeln umfasst. Zweitens: Stress beginnt auf einer viel subtileren Ebene als bisher angenommen. Drittens: Die beste Behandlung ist ein Bewusstseinswandel, der die Verzerrungen im Fluss der kreativen Intelligenz schon beim Entstehen heilt, lange bevor medizinische Symptome von Stressschäden auftreten.

Inzwischen sind Sie mit diesem Heilungsmodell vertraut und haben der großen Mehrheit der Menschen, einschließlich der Experten, etwas voraus. Es scheint, dass Stress ein Gebiet ist, auf dem die beste Forschung nicht unbedingt der Ausgangspunkt für ein besseres Heilmittel ist. Im Gegenteil, die beste Stressforschung hat zu einem Ergebnis geführt, das das gesamte Bild des Fachgebiets verändert hat. Früher wurde Stress als eine plötzliche, akute Reaktion auf eine Situation definiert, die eine Kampf-oder-Flucht-Reaktion auslöst. Aber wenn Sie sich nicht gerade in einer Extremsituation befinden, wie zum Beispiel in einem Kampf auf dem Schlachtfeld, Opfer eines Verbrechens sind oder in einen schweren Autounfall verwickelt sind (was zum Glück alles sehr unwahrscheinlich ist), brauchen Sie die Kampf-oder-Flucht-Reaktion, die unsere Vorfahren vor Raubtieren rettete, eigentlich nicht.

Es gab ein großes Umdenken, als man erkannte, dass das moderne Leben nur wenige akute Stressoren hervorbringt, dafür aber ständige chronische Stressoren. Und chronischer Stress auf niedrigem Niveau ist besonders schädlich. Diese wichtige Erkenntnis sollte all jene wachrütteln, die glauben, es sei normal, in einer lauten

Stadt zu leben, endlose Staus zu ertragen, unter hohem Druck zu arbeiten und wenig Schlaf zu bekommen. Sie mögen sich das einreden, aber die Millionen Jahre alte evolutionäre Struktur der Stressreaktion ihres Körpers entspricht dem nicht.

Niemand ist gegen Stress gefeit, und auch wenn einige leistungs- und konkurrenzorientierte Menschen das anders sehen, blüht niemand unter Stress auf. Was kann man also dagegen tun? Leider hat die Evolution den menschlichen Körper nicht besonders gut darauf vorbereitet, chronischen Stress auf niedrigem Niveau zu ertragen. Hinzu kommt, dass Stresssymptome oft lange unbemerkt bleiben, bis sie sich zu einem ernsthaften Gesundheitsproblem entwickeln. Stressbezogene Symptome beginnen sehr vage mit Reizbarkeit, Lethargie, Müdigkeit und Schlaflosigkeit. Wenn diese Anzeichen nicht zum Anlass genommen werden, Maßnahmen gegen die Stressoren im Leben zu ergreifen, ist die nächste Stufe körperlich, oft beginnend mit Kopfschmerzen, schweren Schlafstörungen und Verdauungsstörungen. Am Ende können ernsthafte medizinische Probleme stehen, die von Person zu Person unterschiedlich sind. Selbst in den frühen Stadien sind die Reaktionen auf Stress sehr unterschiedlich und lassen sich nicht wie die Symptome einer Erkältung oder Grippe klar abgrenzen.

Wissen ist Macht, auch wenn es um Stress geht. Wenn Sie wissen, dass schon geringer Stress schädlich sein kann, lange bevor medizinische Symptome auftreten, können Sie die erste Verteidigungslinie aufbauen: Guten Schlaf. Schlaf baut die Stressreaktion ab, Schlaflosigkeit hält sie aufrecht. Die zweite Verteidigungslinie besteht darin, Beziehungen und Arbeitsbedingungen, von denen Sie wissen, dass sie Stress verursachen, zu analysieren und gegebenenfalls zu ändern. Wenn Sie das nicht tun, werden andere Ihren Stress nicht ernst nehmen. Die Gesellschaft hat uns alle dazu erzogen, Stress als unvermeidlich oder sogar als normal anzusehen. Dass Stress erhebliche negative Auswirkungen auf die Gesundheit haben kann, ist leider weniger bekannt.

Eine langfristige Lösung für Stress erfordert Wissen, das etwas tiefer geht. Drei Faktoren verstärken Stress: Häufigkeit, Unvorhersehbarkeit und Kontrollverlust. Jeder Mensch hat eine Bandbreite an Stress, die in seine Komfortzone passt, sowohl psychisch als auch physisch. Manche Menschen verkraften eine unerwiderte Liebe gut, während andere ein Leben lang an einer solchen Zurückweisung zu knabbern haben. Aber selbst wenn man über eine hohe Widerstandskraft verfügt, wird diese durch wiederholten Stress beeinträchtigt. Deshalb leidet jeder noch so tapfere Soldat an einer Kriegsneurose oder einer posttraumatischen Belastungsstörung (PTBS), wenn er zu lange an der Front war.

Das beste Mittel gegen Stress ist, innerhalb der eigenen Anpassungszone zu bleiben. Gelegentliche Überschreitungen, wie bei einer Geisterbahnfahrt oder einem Horrorfilm, bei denen der Adrenalinstoß (Adrenalin ist ein Stresshormon) kurz und unter kontrollierten Bedingungen erfolgt, sind in Ordnung. Bei Wiederholung, Unvorhersehbarkeit und Kontrollverlust ist jedoch Vorsicht geboten.

Stellen Sie sich folgende Situation vor: Sie verlassen morgens Ihr Haus, können nur einen Koffer mitnehmen und wissen, dass Sie erst in einer Woche zurückkehren. Wenn Sie wegen einer drohenden Naturkatastrophe von den Behörden dazu gezwungen würden, wären Sie wahrscheinlich unglaublich gestresst. Anders sieht es aus, wenn Sie für eine Woche in den Urlaub fahren. Das eine Szenario ist stressig, weil es sich Ihrer Kontrolle entzieht und nicht geplant ist. In den Urlaub zu fahren ist vielleicht auch ein bisschen stressig, aber viel weniger, weil Sie die Kontrolle haben.

Wir möchten versuchen, Ihnen Anhaltspunkte dafür zu geben, wie Sie in Ihrer Anpassungszone bleiben können, das heißt wie viel Stress Sie aushalten und trotzdem wieder in einen normalen Gleichgewichtszustand zurückkehren können. Folgende Anzeichen deuten darauf hin, dass Sie sich außerhalb Ihres Anpassungsbereichs befinden:

- Jemand anderes kontrolliert Sie auf eine Art und Weise, die Sie unglücklich oder hilflos macht, zum Beispiel ein übermächtiger Chef.

- Sie stehen immer wieder unter dem gleichen Druck, wie zum Beispiel bei täglichen Abgabeterminen. Die sich wiederholende Situation macht Sie ständig nervös.
- Sie fühlen sich von einem Wutausbruch, Gewalt oder öffentlicher Kritik bedroht.
- Sie fühlen sich überfordert, beispielshalber durch die typische Doppelbelastung, Vollzeit zu arbeiten und sich gleichzeitig um Familie und Haushalt zu kümmern.
- Sie haben ständig finanzielle Sorgen.
- Sie können mit einer Situation nur umgehen, indem Sie wegschauen. Ein Beispiel wäre die Drogen- oder Alkoholabhängigkeit eines Familienmitglieds oder Freundes.

Diese Liste ist notwendigerweise allgemein gehalten, da die Stresstoleranz der Menschen sehr unterschiedlich ist. Jemand, der sich oft lautstark mit seinem Ehepartner streitet, mag dieses Verhaltensmuster aus seiner Kindheit gewohnt sein und es als gesunde Art und Weise betrachten, Emotionen abzubauen, während für den anderen ein Streit etwas ganz Schlimmes ist, weil er sich jedes Mal am Boden zerstört fühlt.

Die wissenschaftliche Erforschung von Stress hat weitere nützliche Erkenntnisse hervorgebracht. Wir wissen, dass positiver Stress (Eustress) genauso schädlich sein kann wie negativer Stress. Ein Lottogewinn stresst ebenso wie eine Niederlage im Sport. Wissenschaftliche Erkenntnisse, so wertvoll sie auch sein mögen, helfen in der Praxis jedoch nur bedingt weiter. So stigmatisiert das Militär Soldaten mit PTBS zwar nicht mehr, seit die Forschung gezeigt hat, wie verbreitet das Problem ist, aber Schuld- und Schamgefühle verfolgen PTBS-Betroffene immer noch, und es gibt keinen Konsens darüber, wie die Krankheit zu behandeln ist.

Die Anpassung an den Alltagsstress erfolgt letztlich auf der psychischen Ebene. Es ist schon viel erreicht, wenn Sie sich stetig bemühen, die folgenden Empfehlungen in Ihrem Leben umzusetzen:

- Sich entspannt und unbelastet fühlen
- Eine liebevolle, erfüllende Beziehung genießen
- In Ihrer Komfortzone bleiben
- Mindestens einmal am Tag Freude und Genuss erleben
- Lernen, widerstandsfähig zu sein
- Druck von anderen zurückweisen
- Mit sich selbst zufrieden sein

Umgekehrt müssen stressfördernde Faktoren bewusst reduziert werden. Dazu gehören zum Beispiel

- Duldung von entwürdigendem Verhalten (zu Hause oder am Arbeitsplatz)
- Ständiger beruflicher Druck
- Keine Zeit für Entspannung
- Zu wenig Schlaf
- Ständige Spannungen im privaten oder beruflichen Umfeld
- Still zu leiden, sich zum Märtyrer zu machen
- So tun, als wäre das eigene Wohlbefinden nicht wichtig

Nutzen Sie die Informationen in diesem Kapitel, um den Stress in Ihrem Leben zu bewältigen. Die medizinische Forschung hat bestätigt, wie wichtig der Umgang mit Stress für unsere Gesundheit ist. Was sich ändern muss, sind die in der Gesellschaft verankerten Einstellungen, die uns dazu verleiten, Stress über das Maß hinaus zu tolerieren, für das unser Körper und unsere Psyche ausgelegt sind. Die meisten Menschen halten Stressmanagement immer noch für eine nette Idee, die sie aber in der Praxis nicht ernst nehmen (weil es ihr Umfeld auch nicht tut). Deshalb muss eine kritische Masse von Menschen vom Quantenmodell für Wohlbefinden überzeugt werden. Stress ist ein wichtiger Bestandteil des Quantenmodells, doch niemand wird sich ernsthaft damit befassen, solange er oder sie nicht erkennt, dass der Quantenkörper dazu da ist, die Heilung zu bewirken, die auf jeder Ebene des Lebens notwendig ist.

Maximales Wohlbefinden

Wohlbefinden ist etwas viel Erstrebenswerteres, als jedes medizinische Modell vermuten lässt. Sie können körperlich und psychisch gesund sein, bei jedem Check-up optimale Werte erzielen und keinerlei Schmerzen haben. Und doch überschreitet ein solcher Zustand des Wohlbefindens, der nach medizinischen Kriterien vorbildlich ist, eine wichtige Schwelle nicht. Selbst wenn dann noch gesunde Finanzen, ein guter Job und ein angenehmes Familienleben hinzukommen, wird die Schwelle dadurch nicht überschritten.

Der Grund dafür ist, dass dieses Wohlbefinden, um das Sie viele Menschen auf der Welt beneiden würden, Ihre kreative Intelligenz nicht wirklich herausfordert. Sie sind wie ein Millionär, der sich mit 1000 Dollar im Monat zufrieden gibt, weil ihm sein tatsächlicher Reichtum nicht mitgeteilt wurde. Den Traum vom Goldenen Zeitalter gibt es in jeder Kultur. Warum ist er nicht in Erfüllung gegangen? Nicht weil unsere Vorfahren so naiv waren und sich an Mythen klammerten. Das Goldene Zeitalter existiert im Bewusstsein, nicht in der hinter uns liegenden Vergangenheit (und übrigens auch nicht in der Zukunft).

Wenn wir tiefer in die Funktionsweise der kreativen Intelligenz eindringen, erweitert sich das Gesamtbild des Wohlbefindens. Das maximale Wohlbefinden existiert und ist unabhängig von den Maßnahmen für das alltägliche Wohlbefinden, bei denen es in erster Linie darum geht, körperlich gesund zu bleiben und gesundheitliche Risiken zu vermeiden. Auf der Quantenebene dagegen existiert das Leben, das wir führen sollen, es wartet nur darauf, dass wir uns mit ihm verbinden.

Eingestimmt sein

Ohne kreative Intelligenz wäre es sinnlos, sich auf die Quantenebene zu begeben. Wenn Sie die kreative Intelligenz ausschließen, haben Sie es mit leeren physikalischen Ereignissen zu tun, die zufällig interagieren, so wie wenn Bohnen in einer Dose geschüttelt werden. Vibrierende Luftmoleküle sind zum Beispiel ein leeres Ereignis. Lauter Straßenlärm kann in sich überlagernde Wellen zerlegt werden, die von vibrierenden Luftmolekülen erzeugt werden. Aber niemand geht herum und hört sich bewusst jedes beliebige Geräusch an einer Straßenecke an. Im Gegensatz zu einem Mikrofon, das keine andere Wahl hat, als die gesamte chaotische Geräuschkulisse aufzunehmen, können wir bewusst wählen, was wir hören wollen, und entscheiden uns für die Stimme eines Freundes oder das schnelle Piepen der Fußgängerampel, wenn sie auf Grün schaltet.

Wir sind wählerisch in dem, was wir wahrnehmen, schätzen und bewahren. Der Anblick eines hungrigen, streunenden Welpen in einer Fernsehwerbung für Tierheime kann alle möglichen Reaktionen hervorrufen, von Mitleid und Liebe bis hin zu Gleichgültigkeit, Ärger oder einer plötzlichen Erinnerung an den Hund, den man als Kind hatte.

Ist es möglich, sich nur auf die Erfahrungen einzustimmen, die für das eigene Wohlbefinden förderlich sind? Wenn Ihre Einstimmung perfekt mit der kreativen Intelligenz harmoniert, sind Sie mühelos mit dem Leben verbunden, das Sie leben sollen, während jemand, der nicht mit der kreativen Intelligenz im Einklang ist, dazu verdammt ist, von den Höhen und Tiefen zufälliger Ereignisse gebeutelt zu werden.

Niemand kann völlig »verstimmt« sein – der Quantenkörper stimmt uns perfekt ein, zum Beispiel auf der Ebene unserer Zellen. Aber die Hindernisse, die durch die ununterbrochene Aktivität des Geistes (im Yoga *Vritti* genannt) entstehen, verursachen Verzerrungen, die dazu führen, dass Sie nicht in Übereinstimmung mit Ihrem idealen Leben sind.

Dharma oder die Bestimmung Ihres Daseins

Auf einer unsichtbaren Ebene gibt es sozusagen einen Leuchtturm, der den Weg weist, deshalb arbeitet jede Zelle mit äußerster Präzision. Obwohl Tausende von Vorgängen in Billionen von Zellen koordiniert werden müssen, geschieht dies alles spontan. Ihr physischer Körper ist von Natur aus auf das Leuchtfeuer eingestellt, das jeden Prozess zuverlässig geleitet.

Der vedische Begriff für diesen Leuchtturm ist *Dharma*. Der Begriff leitet sich von der Sanskrit-Wurzel *dhr* (halten, bewahren) ab. In den westeuropäischen Sprachen gibt es aus mehreren Gründen keine eindeutige Übersetzung. Erstens wurde die Vorstellung einer kosmischen Intelligenz, die über die Schöpfung wacht, in der westlichen Kultur, in der die religiöse Tradition als Gegenspieler der Wissenschaft angesehen wurde, Gott zugeschrieben. Zweitens wirkt sich die Tatsache, dass Dharma unsichtbar ist, negativ aus und verweist Dharma in den Bereich des Glaubens (im Neuen Testament heißt es zum Beispiel »Der Glaube aber ist eine Wirklichkeit dessen, was man hofft, ein Überzeugtsein von Dingen, die man nicht sieht«, Hebräer 11:1). Dharma verbraucht keine Energie, nimmt keinen Platz in der Raumzeit ein und liefert keine messbaren Daten. Daher ist Dharma für die Wissenschaft, einschließlich der Medizin, nicht von Nutzen.

Dharma muss als ein persönliches Projekt betrachtet und angegangen werden, dessen Realität sich im eigenen Gewahrsein bestätigt. Wie kann man auf dem Leuchtturm verweilen, der bereits jede einzelne Zelle unterstützt? Wir können viel von der Weisheit unseres Körpers lernen. Die Körperzellen offenbaren ihre Weisheit auf folgende Weise:

- Sie ***kommunizieren ständig miteinander***. Die Kommunikationslinien sind nie unterbrochen. Keine Zelle hört auf, mit einer anderen Zelle zu sprechen. Wenn Zellen aufhören zu kommunizieren, muss man etwas Anormales vermuten, wie zum Beispiel Krebs.

- Sie ***kooperieren*** zum Wohle des ganzen Körpers. Zellen haben kein Ego und kein Bedürfnis, sich abzugrenzen oder anderen überlegen zu sein.
- Zellen ***vertrauen*** bedingungslos darauf, dass sie überleben und gedeihen. Sie akzeptieren unhinterfragt, dass die Natur alles Notwendige zur Verfügung stellt, wenn es gebraucht wird.
- Dieses Vertrauen ermöglicht es den Zellen, ***im Augenblick zu leben***, ohne sich um die Vergangenheit zu sorgen oder die Zukunft vorwegzunehmen.
- Zellen betrachten das Leben nach ihren individuellen Fähigkeiten, das heißt, ***sie wissen, wer sie sind***. Herzzellen wissen, dass sie Herzzellen sind und keine Leber- oder Gehirnzellen, auch wenn die DNA in allen Zellen gleich ist.
- Dieses Wissen macht die ***Selbstakzeptanz*** einfach und natürlich. Gleichzeitig gibt es keinen Neid oder Missgunst gegenüber anderen Zellen. Für eine Zelle ist es vollkommen erfüllend, einfach sie selbst zu sein.

Diese Aspekte der Körperweisheit können sich in Ihrem Geist spiegeln. Wenn Sie Ihrem Dharma nicht folgen, handeln Sie gegen Ihre Bestimmung. Mit anderen Worten:

- Sie kommunizieren nicht viel mit anderen Menschen, sodass diese nicht wissen, was Sie brauchen (und umgekehrt). Im Extremfall führt dieses Verhalten zur Selbstisolation. Sie versinken in der Negativität von Groll, Eifersucht, Wut, Depression oder Einsamkeit, den psychologischen Begleiterscheinungen der Isolation.
- Sie weigern sich, mit anderen an einem Strang zu ziehen. Entweder sind Sie kompetitiv eingestellt und konkurrieren mit ihnen, oder Sie sind egoistisch oder narzisstisch und die anderen sind Ihnen gleichgültig. Der Hauptgrund für mangelnde Kooperationsbereitschaft liegt jedoch oft an der inneren Einstellung, die »Anderen« als fremd gegenüber »Meinesgleichen« anzusehen.

- Sie haben kein Vertrauen in Ihre Bestimmung, Wohlbefinden zu erfahren. Stattdessen haben Sie das Empfinden, dass die Welt gegen Sie ist. Ihr Lebensgefühl ist von der Grundannahme geprägt, dass die Kräfte der Natur im Vergleich zu Ihren geringen Fähigkeiten übermächtig sind. Im Außen sehen Sie vor allem Bedrohungen.
- Sie sind unfähig, in der Gegenwart zu leben. Ihr Geist ist ständig in Bewegung und hält Sie in einer mentalen Blase gefangen. Sie sind nicht offen für den nächsten Moment, und ohne Offenheit können Sie nicht präsent sein oder im Jetzt existieren.
- Sie verlieren aus den Augen, wer Sie wirklich sind, weil Sie von einem ständigen Strom von Wünschen, Forderungen und Verpflichtungen in diese und jene Richtung gelenkt werden. Da diese größtenteils vom Bedürfnis des Egos nach Anpassung und sozialer Akzeptanz diktiert werden, bleibt das wahre Selbst verborgen.
- Sie spüren keine Selbstakzeptanz, weil das Ego und all die Vorstellungen, die Ihren Geist ausfüllen, zu einem instabilen Selbstgefühl führen. Dieses Selbst ist eine wackelige Konstruktion, die sich aus vergangenen Erfahrungen zusammensetzt, und die nächste starke Erfahrung – vor allem, wenn es eine negative ist – wird Ihr Selbstgefühl erschüttern. Eine Art von Unsicherheit nährt die andere.

Die beiden obigen Aufzählungen können sehr hilfreich für Sie sein. Die erste kann Ihnen als Leitfaden für ein *dharmisches Leben* dienen, die zweite als Schutz vor dem Gegenteil, einem *adharmischen Leben*. Das Dharma ist sich Ihrer immer gewahr; der Leuchtturm sendet ständig sein Licht im Hintergrund. Im Gegenzug müssen Sie anfangen, sich des Dharma gewahr zu werden. Das ist nicht schwer, denn wenn Sie erst einmal darauf eingestimmt sind, wird Ihr Leben einfacher und erfüllter. Das Leben, das Sie führen sollten, mag Ihnen weit entfernt oder nur sporadisch greifbar erscheinen, aber das Schöne am Dharma ist, dass die Möglichkeit ein ideales Leben zu führen, immer bestehen bleibt. Nichts ist inspirierender.

Das persönliche Dharma

Bisher haben wir das Dharma sehr allgemein beschrieben, denn jeder Mensch hat ein Dharma. Die Möglichkeit, dass die Natur bereits das Leben bereithält, das man leben soll, ist zwar inspirierend, aber noch nicht konkret und persönlich. Das Dharma jedoch ist letztlich sehr persönlich. Es stellt keine moralischen Forderungen und gibt keine Verhaltensregeln vor. Solche äußerlichen Dinge sind nicht sein Thema.

Dharma ist intim. Seine Signale kommen von Moment zu Moment, von Gefühl zu Gefühl, von Gedanke zu Gedanke. Die Einstimmung muss auf der gleichen Ebene stattfinden. Dies entspricht dem psychologischen Grundsatz, der besagt, dass es besser ist, sich durch das Leben hindurchzufühlen, als sich hindurchzudenken.

(Das Dharma mit dem kleingeschriebenen Anfangsbuchstaben, *dharma*, steht im Folgenden für Ihren individuellen Anteil am kosmischen Dharma).

Woran erkennen Sie, dass Sie in Ihr dharma leben?

- Es fällt Ihnen leicht, zentriert zu bleiben und in Ihre Mitte zurückzukehren, wenn Sie merken, dass Sie abgelenkt oder gestresst sind.
- Stress ist für Sie kein Dauerthema.
- Sie haben Freude an Ihrer Arbeit.
- Ihre Beziehungen basieren auf Liebe, und das zeigt sich jeden einzelnen Tag.
- Sie können nach innen gehen und sich mit einem subtilen Gefühl des Glücks verbinden.
- Sie fühlen sich körperlich und geistig leicht.
- Sie sind zufrieden mit dem, was Sie gerade sind.
- Ihre Wünsche gehen leicht in Erfüllung.
- Sie nehmen einen Weg vor sich wahr, auf dem Sie weitergehen können.
- Sie vertrauen darauf, dass Ihr Leben von einem höheren Wesen oder einer höheren Intelligenz getragen wird.

- Sie können sich Zeit nehmen für die wichtigsten Werte im Leben: Liebe, Mitgefühl, Empathie, Einsicht, Kreativität, Schönheit, Wahrheit und inneres Wachstum.
- Sie sehen den Wert in anderen.
- Sie haben ein Gespür dafür, sich dem Fluss des Lebens hinzugeben. Sie leisten keinen Widerstand und bestehen nicht darauf, die Kontrolle zu haben.
- Sie machen sich keine Sorgen über Katastrophenszenarien und denken nicht darüber nach.
- Sie wissen, dass Sie liebenswert sind und Liebe erwidern können.
- Sie leben Ihre Wahrheit, so wie Sie sie definieren.
- Sie fühlen sich nicht abhängig von der Zustimmung anderer.
- Sie halten die Kanäle offen für das, was in Ihnen und außerhalb von Ihnen geschieht.
- Sie sind entspannt und zugänglich.
- Sie stören sich nicht zu sehr an Unsicherheiten, sondern betrachten sie als Teil einer kreativen Lösung.
- Sie betrachten Ihr Leben insgesamt als kreativen Prozess.
- Ihre spirituellen Erfahrungen sind echt.

Diese Liste ist deshalb so lang, weil das Leben so umfassend ist. Es birgt so viele Dimensionen, wie die menschliche Erfahrung sie zulässt; eine Palette von Möglichkeiten, die unendlich ist. Die einzelnen Punkte sind nicht zum Abhaken gedacht. Der Zweck dieser Liste ist es vielmehr, das breite Spektrum von Gefühlen und Empfindungen – körperlich, geistig und spirituell – zu vermitteln, das Ihnen vertraut sein wird, wenn Sie sich auf Ihr dharma einstimmen.

Einige dieser Gefühle werden jeden Tag auftreten, andere nicht. Aber wenn Sie spüren, dass Sie erfolgreich durchs Leben gehen, wird Ihnen keines davon fremd sein. Die natürlichste Art zu leben ist Ihr dharma. Das größte Geschenk des Ichbewusstseins ist, dass Sie sich dies jeden Tag selbst beweisen können, indem Sie sich Liebe, Wahrheit, Schönheit und Glückseligkeit als Ziel für Ihr Leben setzen. Nichts weniger ist notwendig für maximales Wohlbefinden.

TEIL ZWEI

Die Quantenrealität ist auch Ihre Realität

Sie sind ein Geheimnis

In Teil eins ging es um die Revolution des Wohlbefindens, die auf einem neuen und besseren Modell des menschlichen Körpers beruht: der Quantenrealität. In Teil zwei wollen wir dieses Thema nun weiter vertiefen, denn die Quantenrealität. ist die »wahre« Realität, die sich unter der Oberfläche des täglichen Lebens verbirgt. Es gibt noch tiefere Geheimnisse zu lösen, und unser Ziel ist es, Sie diesen Geheimnissen näher zu bringen und Ihnen zu zeigen, dass Sie sich das Wissen, das die Quantenwelt offenbart, aneignen müssen, um ganz Mensch zu sein. Nicht nur das Geheimnis des Ursprungs des Universums benötigt eine Quantenantwort. Auch Sie brauchen sie. Sie sind ein Geheimnis, das nach Quantenantworten verlangt.

Das Verhalten der kleinsten Teilchen der Natur, die im Mittelpunkt der Quantenphysik stehen, hat Auswirkungen bis in das alltägliche Leben hinein.

Das erste Verhalten ist das der ***Verschränkung***. Grundsätzlich ist die ganze Materie und Energie im Quantenfeld miteinander verbunden. Zwei subatomare Teilchen, die als Paar agieren, können Millionen von Lichtjahren voneinander entfernt sein. Ändert jedoch eines der Teilchen seinen Spin, so ändert sein Partner augenblicklich auch seinen Spin, allerdings in die entgegengesetzte Richtung, ähnlich wie bei einem kosmischen Tanz. Mit anderen Worten: Die Verschränkung hebt die Regel auf, dass sich nichts schneller als mit Lichtgeschwindigkeit bewegen kann. Die Bindung an das Quantenfeld sorgt für die ordnende Kraft, die komplexe Strukturen vor dem Auseinanderbrechen bewahrt. Aus dem Chaos entsteht Ordnung.

Übertragen auf das tägliche Leben ist Verschränkung auch für Ordnung verantwortlich. Die organisierte Art und Weise, in der Ihr

Gehirn aus scheinbar zufälligen chemischen und elektrischen Aktivitäten Gedanken erzeugt, die präzise Art und Weise, in der Energie in jeder Zelle genutzt wird, und die Fähigkeit Ihres Immunsystems, Tausende von potenziell gefährlichen eindringenden Mikroben zu überwachen, sind Beispiele, die mir sofort einfallen. Aber es gibt unzählige geordnete Ereignisse, die in Ihrem Körper miteinander verknüpft sind. Alles hängt mit allem zusammen.

Die zweite Verhaltensform ist die ***Nichtlokalität***. Nichtlokalität ist die Art und Weise, wie die Ganzheit Dinge hervorbringt. Das bedeutet, dass das Quantenfeld, obwohl es in alle Richtungen unendlich ist, eine wellenförmige Aktivität erzeugt, und die Wellen verwandeln sich in Teilchen. Dies ist der grundlegende Schöpfungsakt im Kosmos und in Ihrem Körper. Obwohl sich die Natur vom Kleinsten bis zum Größten als einzelne Dinge darstellt (Quarks, Elektronen, Wassermoleküle, Mikroben, Pflanzen, Tiere, Planeten, Galaxien usw.), ist nichts davon ein rein lokales Ereignis. Geht man tiefer, wird die Nichtlokalität deutlich. Das Kleinste spiegelt das Größte.

Die Nichtlokalität zeigt sich im Körper in der Art und Weise, wie jede Zelle für die Erhaltung des Ganzen arbeitet. Die Zellen kooperieren und kommunizieren miteinander, und jede Zelle hat zwei Aufgaben: erstens, selbst zu überleben und zu gedeihen, und zweitens, das Wohlbefinden des gesamten Körpers zu fördern. Immunzellen, die ein eindringendes Virus verschlingen, um es zu vernichten, begehen gleichzeitig Selbstmord. Jede Zelle hat in ihrem Inneren einen Sicherheitsschalter, der sie vor Fehlern schützt. Tritt ein Fehler auf, wird er entweder repariert oder die Zelle stirbt freiwillig. Im Gehirn entstehen und vergehen einzelne Gedanken, aber das Gehirn überwacht den gesamten Denkprozess, unabhängig davon, welchen einzelnen Gedanken man gerade hat. In all diesen Beispielen behauptet die Nichtlokalität den Vorrang des Ganzen vor den Teilen.

Das dritte Verhalten ist die ***Umwandlung von Quanten in Qualia***. Der Begriff Qualia kommt vom lateinischen *qualis,* was wörtlich »wie beschaffen« bedeutet. Gemeint sind damit im weitesten

Sinne die Eigenschaften, die etwas aufweist. Die Sonne ist heiß, der interstellare Raum ist kalt, Wasser ist flüssig, Granit ist fest. Diese Qualia gehen aus dem Quantenfeld hervor, auch wenn das Feld und die Elementarteilchen, die es erzeugt, keinen Hinweis darauf geben, warum das so sein sollte. Die gleichen Quarks, Elektronen, Protonen usw. befinden sich in der Sonne, schweben im interstellaren Raum oder bilden Wasser und Granit. Zwischen der Quantenwelt und der alltäglichen Welt findet eine Transformation statt. (In der Physik spricht man in der Regel von einer *emergenten Eigenschaft*).

Die fünf Sinne haben sich entwickelt, um Qualia zu erkennen. Sehen, Hören, Tasten, Schmecken und Riechen sind Qualia-Indikatoren. Das Gehirn ist der zentrale Ort, an dem die fünf Sinne ihren Ursprung haben, und hier erzeugt ein drei Pfund schwerer Klumpen breiiger Materie die dreidimensionale Welt mit Farben und Licht, obwohl das Gehirn aus grauer und weißer Substanz besteht. Geräusche und Musik entstehen in der absoluten Stille des Gehirns. Darüber hinaus sind neben den fünf Sinnen auch gedankliche Regungen wie Angst, Wünsche, Intuition und Schlussfolgerungen mit Qualia verbunden. Ohne Qualia wäre keine menschliche Erfahrung möglich.

Und doch müssen wir vorsichtig sein. Das Gehirn ist nicht der Ursprung der Umwandlung von Quanten in Qualia. Nach dem Prinzip der Nichtlokalität ist es das Quantenfeld, das die Umwandlung bewirkt. Das Gehirn ist nur ein lokales Ereignis. An sich besteht es sowohl aus Quanten als auch aus Qualia. Wie alles in der Schöpfung. Jedes Objekt, auch Ihr Körper, kann als Quanten oder Qualia definiert werden. Es hat Jahrhunderte gedauert, bis die Wissenschaft weit genug fortgeschritten war, um das Quantenfeld aufzuspüren, aber das Leben selbst, das Milliarden von Jahren zurückreicht, war schon immer in diese Beziehung involviert, denn das Leben ist durch Erfahrung organisiert. Ein Mikroorganismus in den Urmeeren der Erde reagiert auf Licht, indem er sich darauf zubewegt. Auf seiner Ebene macht der Mikroorganismus eine Erfahrung. Man kann also sagen, dass die Existenz ebenso sehr, wenn nicht mehr, von Qualia abhängt als von Quanten.

Es gibt noch viele weitere seltsame Verhaltensweisen, die die Quantenwelt hervorbringt, aber diese drei sind für den Quantenkörper lebenswichtig. Um sie zusammenzufassen:

Die *Verschränkung* erzeugt alle Verbindungen.

Die *Nichtlokalität* stellt das Ganze über die Teile.

Die *Umwandlung von Quanten in Qualia* schafft alle Erfahrungen.

Das sind die drei Grundprinzipien, nach denen das Geheimnis der Quantenwelt für Sie arbeitet. Ihr Dasein hängt davon ab.

Der Weg in die Quantenwelt erfordert radikale Veränderungen in unserem Selbstverständnis. Wie schwierig es ist, diese Ebene der Wirklichkeit zu erklären, zeigt ein treffendes Zitat des Quantenpioniers Werner Heisenberg: »Das Universum ist nicht nur seltsamer, als wir denken, es ist seltsamer, als wir denken können«. Was die Realität über den Bereich des Denkens hinaushebt, ist die Quantenebene, denn ihr Verhalten macht in unserer normalen Sinneswelt der festen, verlässlichen Objekte keinen Sinn. Da die gleiche Seltsamkeit auf Ihren Quantenkörper zutrifft, sehen Sie sich die folgende Auflistung an und stellen Sie sich vor, dass sie auf Sie zutrifft.

Warum die Quantenwelt seltsamer als seltsam ist

- Das Quantenfeld ist die Ursache von allem, hat aber selbst keine Ursache.
- Materie besteht aus Quanten, aber ein Quantum ist keine Materie.
- Alles, was wir sehen können, ist an seiner Wurzel, dem Quantum, unsichtbar.
- Bevor ein Quantenteilchen lokalisiert werden kann, schwebt es in einer Wolke möglicher Orte.
- Zwei subatomare Teilchen, die Millionen von Lichtjahren voneinander entfernt sind, kommunizieren augenblicklich

miteinander, das heißt sie »sprechen« schneller als mit Lichtgeschwindigkeit. Das widerspricht allem, was wir wissen.
- Quantenereignisse können sich entweder vorwärts oder rückwärts in der Zeit bewegen.

So seltsam diese Eigenschaften auch erscheinen mögen, der springende Punkt ist folgender: Wenn man die Quantenschwelle überschreitet, verschwinden Raum, Zeit, Materie und Energie.

Es ist durchaus verständlich, dass Sie sich als Mensch nicht mit der Quantenwelt identifizieren können. Auf den ersten Blick scheint es nichts Menschliches zu geben, mit dem Sie sich identifizieren könnten. Aber die Seltsamkeit der Quantenwelt ist Ihnen viel näher, als Sie denken. Genau genommen ist sie nicht die am wenigsten menschliche, sondern die am meisten menschliche Welt – ohne sie wären Sie gar kein Mensch. Sie wären eine Robotermaschine. Das ist das vorherrschende Modell, das Ihr Arzt im Medizinstudium gelernt hat. Alles, was die moderne Medizin vorschlägt – jede Untersuchung, jedes Medikament, jede Therapie und jeder chirurgische Eingriff – basiert auf der Vorstellung, eine Maschine zu reparieren. Ärzte sind im Grunde Mechaniker. Um die Überlegenheit des Quantenmodells zu untermauern, sollten wir uns ein für alle Mal von dem Irrtum verabschieden, der Körper sei eine Maschine.

Was den Menschen von Maschinen unterscheidet

Unser Körper ist keine Maschine, nicht einmal annähernd. Wer das dennoch glaubt, folgt einer gängigen Vorstellung, die jedoch viele Defizite aufweist, wie die folgende Auflistung zeigt.

Warum der Körper keine Maschine ist

- Maschinen leben nicht.
- Bewegung macht Maschinen nicht stärker, sondern verschleißt sie.
- Maschinen können nicht denken, wünschen, träumen oder sich etwas vorstellen. Und auch nichts erleben.

- Maschinen haben keine Gefühle.
- Sie können keine Maschinenbabys zeugen, austragen oder gebären.
- Sie können ihre kaputten Teile nicht heilen.
- Maschinen entwickeln sich nicht von selbst.

All dies sind unbestreitbare Tatsachen, und dennoch akzeptieren wir passiv, dass der Körper eine lebende Maschine ist, wenn auch eine, die zu wundersamen Dingen fähig ist. Gehen wir die einzelnen Listenpunkte durch, und Sie werden am Ende feststellen, dass die Vorstellung vom Körper als Maschine uns unserer wesentlichen Menschlichkeit beraubt hat.

Maschinen leben nicht. Diese Tatsache scheint zu selbstverständlich zu sein, um sie zu erwähnen. Selbst ein kleines Kind weiß, dass seine Puppe kein echtes Baby ist. Und doch ist einer der Hauptbestandteile einer Kunststoffpuppe Kohlenstoff, der auch für alle Lebewesen essenziell ist und in jedem lebenden Gewebe vorkommt. Um die Kohlenstoffatome gruppieren sich in der Puppe Wasserstoff- und Sauerstoffatome, die ebenfalls für die Bausteine des Lebens – die organischen Stoffe – unentbehrlich sind.

Wenn man den menschlichen Körper auf seine Grundstoffe reduziert, gibt es keinen Unterschied zu einer Maschine. Wie organische Chemikalien zum Leben erwachen, bleibt ein Rätsel, wie jeder Biologe und Genetiker freimütig zugibt. Dennoch geht die Suche nach einer Erklärung für das Leben als eine Art chemischer Zaubertrick weiter. Falsche Annahmen führen unweigerlich zu falschen Schlussfolgerungen.

Bewegung macht Maschinen nicht stärker, sondern verschleißt sie. Wenn Sie ein Spielzeug ins Regal stellen und es nie benutzen, wird es auch nicht abgenutzt. Umgekehrt verhält es sich mit Ihrem Körper: Er unterliegt einem Risiko, das in der Medizin »Inaktivitätsatrophie« genannt wird. Ohne Bewegung schrumpfen Muskeln und Knochen und werden schwächer. Wir widerstehen dem Verschleiß, indem wir unseren Körper benutzen. Keine noch so ausgeklügelte Maschine funktioniert auf diese Weise.

Maschinen können nicht denken, wünschen, träumen oder sich etwas vorstellen. Und auch nichts erleben. Das ist eine unüberbrückbare Kluft zwischen uns und den Maschinen. Wir weichen von unserer genetischen Hardware ab, um zu träumen, zu wünschen und uns etwas vorzustellen. Ein Computer kann diese Zustände nachahmen, aber er wird sie nie erleben. Er bleibt immer die Marionette seiner Programmierung.

Maschinen haben keine Gefühle. Computer basieren auf digitalen Codes, die auf Logik und Rationalität ausgelegt sind. Emotionen sind nicht nur ausgeschlossen, sondern auch unerwünscht. Ein Computer, der sagt, er sei zu verliebt, um heute zur Arbeit zu kommen, wäre ein Versager. Einen Menschen, der nicht lieben kann, könnte man durchaus als einen noch größeren Versager bezeichnen.

Maschinen können keine Maschinenbabys zeugen, austragen oder gebären. Dieser Punkt mag irrelevant erscheinen, da Fabriken existieren, um neue Maschinen herzustellen. Aber hier geht es um das Geheimnis des Lebens. Es gibt keine Technologie, die es einem Roboter ermöglichen würde, sich aus einfachen Chemikalien selbst zu erschaffen. Alle Lebewesen können neues Leben hervorbringen. Der schöpferische Funke ist flüchtig, aber wir alle verkörpern ihn.

Maschinen können ihre kaputten Teile nicht heilen. Autos, die sich selbst reparieren, würden die Kfz-Mechaniker in den Ruin treiben. Umgekehrt verhält es sich mit Ihrem Körper, für den die Heilungsreaktion überlebenswichtig ist – ohne sie würde ein Papierschnitt Sie verbluten lassen. Die Zellen wissen, wie sie ihre internen Fehler reparieren können, und wenn das nicht möglich ist, zerstören sie sich selbst. Die Heilung bleibt ein großes Geheimnis, aber sie gehört zu den Dingen, die wir verkörpern, ohne zu wissen wie.

Maschinen entwickeln sich nicht von selbst. Eine Maschine kann nicht ihr eigenes neues Modell erfinden. Vielmehr ist es das unvermeidliche Schicksal jeder Maschine, eines Tages veraltet zu sein. Das gleiche Schicksal würde eine befruchtete Zelle im Mutterleib ereilen. Sie muss sich deshalb zu einem Embryo, einem Fötus und einem ausgewachsenen Baby entwickeln. Diese Fähigkeit zur spontanen Entwicklung gilt für alle Lebewesen jenseits der Einzeller, und auch sie müssen sich in Form von Bakterien und Viren weiterentwickeln, um die Immunabwehr des Körpers zu überwinden. Wären die Grippeerreger des letzten Jahres die einzigen, die es gäbe, würden sie ziemlich schnell aussterben.

Alles Wunderbare am menschlichen Körper ist letztlich darauf zurückzuführen, dass er keine Maschine ist. Ein Computer könnte so programmiert werden, dass er sich um sein Gewicht sorgt, ein sexuelles Verlangen bekundet oder Sehnsucht hat. Aber keine Maschine hat jemals gefühlt, wie solche Erfahrungen sind, oder überhaupt Erfahrungen gemacht. Sie dagegen sind das Produkt Ihrer Erfahrungen. Wenn Sie alle Erfahrungen, die Sie im Laufe Ihres Lebens gemacht haben, katalogisieren könnten (was natürlich nicht möglich ist), wäre keine davon darauf zurückzuführen, dass Sie eine Maschine sind. Die Vorstellung, dass der Körper eine Maschine ist, gehört ins Reich der Fantasie.

Das ist viel verlangt, vor allem unter den gegenwärtigen Umständen, in denen die Quantenwelt als rätselhaft, fremd und außerhalb der Reichweite des Denkens angesehen wird. Es gibt viele Gründe, warum die Quantenrevolution nie ein menschliches Gesicht bekommen hat. Ein Perspektivenwechsel ist dringend erforderlich. Wenn Sie diesen Wechsel vollzogen haben, werden Sie die Schwelle zur Quantenwelt überschreiten und wissen, was es wirklich bedeutet, Mensch zu sein.

Der Ursprung allen Seins

Nichts existiert ohne einen Ursprung oder einen Ausgangspunkt, und die Suche nach dem Ursprung von allem im Universum hat in der Physik zur Quantenrevolution geführt. Doch die Quantenwelt brachte eine verblüffende Erkenntnis, die viele für zu unfassbar hielten, um sie zu glauben. Diese Erkenntnis wurde von Werner Heisenberg kurz und prägnant formuliert: »Die Atome oder die Elementarteilchen sind nicht wirklich. Sie bilden eher eine Welt von Tendenzen und Möglichkeiten als eine von Dingen und Tatsachen.«

Wenn Atome und Elementarteilchen nicht wirklich sind, wie sind wir – und alle physischen Objekte – dann Wirklichkeit geworden? Unser Gehirn, unser Herz und unsere Leber lassen sich ebenso leicht zu ihrem Quantenursprung zurückverfolgen, wo sie verschwinden, wie ein Klumpen Uranerz oder ein Wassermolekül. Da die Frage nach der »wahren« Realität nicht beantwortet werden konnte, war die Physik gezwungen, eine metaphorische Chinesische Mauer zu errichten, die das Quantenreich von der physischen Welt trennt. Wenn Sie und ich und alle anderen akzeptieren, auf unserer Seite der Mauer zu leben, akzeptieren wir auch, nichts mit der Quantenwelt zu tun zu haben. Rudyard Kiplings Satz »Der Osten ist der Osten, der Westen ist der Westen. Niemals werden die beiden Welten zusammenkommen« ist ein viktorianisches Relikt, dessen Geschichte überholt ist. Physiker stören sich daran, dass sich die beiden Hälften der Wirklichkeit nicht treffen, weil es logischerweise nur eine Wirklichkeit geben kann.

Ebenso können wir nur durch die Einbeziehung des Quantenkörpers wissen, was der ganze menschliche Körper ist, nicht nur der Teil, den wir sehen können. Hier müssen wir einen anderen Weg einschlagen als die Wissenschaft. Die alten vedischen *Rishis* (Weise,

Seher) in Indien begannen auf ihrer Suche nach dem Ursprung allen Seins nicht »da draußen« mit physischen Objekten, wie es die alten Griechen taten, als sie zum ersten Mal die Existenz des Atoms postulierten. Die Rishis begannen vielmehr »hier drinnen«, bei dem, was uns zu Menschen macht – dem bewussten Erleben.

Vedische Rishis wie Patanjali und Vasishtha haben vor langer Zeit wichtige Grundlagentexte des Yoga verfasst. Den rationalen Menschen des Westens gelten solche Texte gemeinhin als »zu spirituell«, weshalb sie hier kaum gelesen werden. Tatsächlich aber könnte man die Rishis mit Fug und Recht als »Einsteins des Bewusstseins« bezeichnen, denn sie suchten ebenso wie Einstein und die anderen Pioniere der modernen Physik nach dem Grundzustand der Wirklichkeit. Und die beiden Bereiche – Physik und Bewusstsein – sind gar nicht so weit voneinander entfernt, wie es scheinen mag. Nachfolgend drei Zitate weltberühmter Physiker zu diesem Thema:

> Das Bewusstsein ist das Phänomen, durch das die Existenz des Universums selbst bekannt wird.
>
> – Sir Roger Penrose

> Ich betrachte Bewusstsein als grundlegend. Ich betrachte Materie als Ableitung vom Bewusstsein. Wir können nicht hinter das Bewusstsein dringen. Alles, worüber wir sprechen, alles, was wir als existent betrachten, setzt Bewusstsein voraus.
>
> – Max Planck

> Das Universum gleicht eher einem großen Gedanken als einer Maschine. Der Geist erscheint nicht mehr als zufälliger Eindringling in das Reich der Materie … Wir sollten ihn vielmehr als den Schöpfer und Lenker des Reichs der Materie begrüßen.
>
> – Sir James Jeans

Dies sind eindrucksvolle Aussagen von Ikonen der Naturwissenschaft, die dazu dienen, alles, was »hier drinnen« geschieht, mit dem, was unsere Sinne »da draußen« wahrnehmen, zusammenzuführen. Einige der berühmtesten Quantenpioniere waren davon überzeugt, dass das Bewusstsein die Grundlage der Schöpfung ist.

Aber die moderne Physik hat nicht plötzlich denselben Weg eingeschlagen wie die vedischen Rishis: Zu groß war die Versuchung des Materialismus. Das Universum war vorgegeben als ein »Universum von Dingen«, die in einer auf Isaac Newton zurückgehenden Linie zu erklären waren. Und der vielleicht berühmteste Physiker aller Zeiten, Albert Einstein, wollte vom Bewusstsein wenig wissen und konzentrierte sich ganz auf die physikalische Realität. (Was er privat wirklich empfand, ist eine andere Frage, denn Einstein äußerte die Überzeugung, dass der Fortschritt der Wissenschaft von einem ständigen Gefühl des Staunens begleitet wird, und Staunen ist eine Eigenschaft des Bewusstseins, nicht der Materie.)

Zwei Wege führen zusammen

Die vedischen Rishis gelangten durch ihre Erkundungen »hier drinnen« zu einer Ebene der Natur, die allem zugrunde liegt und die sie im Sanskrit *Karana Sharir* nannten, was »Kausalkörper, Ursachehülle« bedeutet. Der Kausalkörper befindet sich am fernen Horizont dessen, was der menschliche Verstand erkennen kann. Jenseits davon liegt ein Bereich, der unvorstellbar ist, weil er Raum, Zeit, Materie und Energie vorausgeht. Der persische Mystiker Rumi hat es einmal so ausgedrückt: »Wir kommen aus dem Nichts und streuen Sterne wie Staub.«

Die wenigsten Menschen werden auf die Frage, woher sie kommen, mit »Aus dem Nichts« antworten. Die einen entscheiden sich für Gott, andere für die medizinische Erklärung »aus einer befruchteten Eizelle«. In Zeiten der Not finden die Frommen nicht Trost im »Vakuum«, der physikalischen Bezeichnung für das »Nichts«. (In den letzten Jahrzehnten sind die Mitgliederzahlen der organisierten Religionsgemeinschaften in allen entwickelten westlichen Gesellschaften drastisch zurückgegangen, aber das Bedürfnis nach einem Gott bleibt bestehen, auch wenn Verwirrung darüber herrscht, wer oder was Gott in der modernen Welt sein könnte.)

Wissenschaft ist kein Trost. Forschung ist keine Offenbarung und schon gar keine Erlösung. Was die spirituelle Sehnsucht von heute geweckt hat, ist die Sackgasse, in die unser Weltbild geraten ist, nicht mit dem Ausruf »Gott ist tot«, sondern mit etwas viel Verborgenerem – unserer Überzeugung, dass die Existenz ohne Bewusstsein erklärt werden kann. Wir müssen den heruntergefallenen Staffelstab der Quantenpioniere wieder aufnehmen, die oft sehr fortschrittliche Ansichten über das Spirituelle hatten.

Wenn man weiß, woher alles kommt, weiß man auch, wo Gott zu finden ist. Zu diesem Schluss kommt der moderne Physiker Freeman Dyson, wenn er über das Potenzial des menschlichen Geistes nachdenkt.

> Ich treffe keine klare Unterscheidung zwischen Geist und Gott. Wenn der Geist den Rahmen unserer Verständnisfähigkeit hinter sich gelassen hat, wird er zu Gott. Gott kann entweder als Weltseele oder als eine Ansammlung von Weltseelen betrachtet werden. Wir sind die Haupteintrittspforten Gottes auf diesem Planeten in der gegenwärtigen Phase seiner Entwicklung. Wir können später mit ihm wachsen, wenn er wächst, oder wir können zurückbleiben.

Zurückzubleiben wäre ein wenig wünschenswertes Schicksal, und um mit Gott Schritt zu halten, müssen wir uns weiterentwickeln. Das ist die Essenz von Dysons Aussage. Es ist ein gewaltiger Schritt, Karana Sharir, den Kausalkörper, mit dem Quantenkörper zu vereinen. Das gibt uns allen eine neue Ursprungsgeschichte, die sowohl die Wissenschaft als auch unsere innere spirituelle Sehnsucht befriedigt.

Ihre tägliche Existenz kann sich nicht weiterentwickeln, wenn Sie nicht persönlich vom Quantenkörper überzeugt sind. Die folgenden Fragen können Ihnen helfen, sich darüber klar zu werden, was Sie wirklich glauben, welche Überzeugungen Sie haben.

Persönliches Quiz

Wenn Sie möchten, können Sie auf einem gesonderten Blatt Papier notieren, inwieweit Sie den folgenden Aussagen zustimmen, indem Sie sie mit »Trifft voll zu«, »Trifft eher zu«, »Trifft eher nicht zu« oder »Trifft überhaupt nicht zu« bewerten.

1. Ich kann akzeptieren, dass Gott vielleicht nicht existiert.
   ☐ Trifft voll zu ☐ Trifft eher zu
   ☐ Trifft eher nicht zu ☐ Trifft überhaupt nicht zu

2. Rational zu denken und zu handeln ist der beste Ansatz, um sein Leben zu leben.
   ☐ Trifft voll zu ☐ Trifft eher zu
   ☐ Trifft eher nicht zu ☐ Trifft überhaupt nicht zu

3. Spirituelle Erfahrungen sind real und wertvoll.
   ☐ Trifft voll zu ☐ Trifft eher zu
   ☐ Trifft eher nicht zu ☐ Trifft überhaupt nicht zu

4. Eine Gipfelerfahrung oder ein tiefgreifendes Aha-Erlebnis kann das Leben verändern.
   ☐ Trifft voll zu ☐ Trifft eher zu
   ☐ Trifft eher nicht zu ☐ Trifft überhaupt nicht zu

5. Sich mit Veränderungen anfreunden zu können, ist sehr wichtig.
   ☐ Trifft voll zu ☐ Trifft eher zu
   ☐ Trifft eher nicht zu ☐ Trifft überhaupt nicht zu

6. Ich glaube, dass die Liebe die Grundlage der Schöpfung ist.
   ☐ Trifft voll zu ☐ Trifft eher zu
   ☐ Trifft eher nicht zu ☐ Trifft überhaupt nicht zu

7. »Folge deinem Glück« ist ein Rat, den man beherzigen sollte.
   ☐ Trifft voll zu ☐ Trifft eher zu
   ☐ Trifft eher nicht zu ☐ Trifft überhaupt nicht zu

8. Paranormale Fähigkeiten gibt es auf jeden Fall.
   ☐ Trifft voll zu ☐ Trifft eher zu
   ☐ Trifft eher nicht zu ☐ Trifft überhaupt nicht zu

9. Ich kann akzeptieren, dass Gebete wirken.
   ☐ Trifft voll zu ☐ Trifft eher zu
   ☐ Trifft eher nicht zu ☐ Trifft überhaupt nicht zu

10. Höhere Bewusstseinszustände und Erleuchtung sind real.
   ☐ Trifft voll zu ☐ Trifft eher zu
   ☐ Trifft eher nicht zu ☐ Trifft überhaupt nicht zu

11. Ich habe persönlich Phänomene erlebt, die ich mir rational nicht erklären kann.
   ☐ Trifft voll zu ☐ Trifft eher zu
   ☐ Trifft eher nicht zu ☐ Trifft überhaupt nicht zu

12. Der Mensch entwickelt sich immer noch weiter.
   ☐ Trifft voll zu ☐ Trifft eher zu
   ☐ Trifft eher nicht zu ☐ Trifft überhaupt nicht zu

Auswertung Ihrer Antworten
Aus Ihren Antworten ergibt sich ein gutes Profil Ihrer persönlichen Überzeugungen. Die meisten Menschen würden wahrscheinlich bei den meisten Aussagen »Trifft eher zu« oder »Trifft eher nicht zu« ankreuzen, was den allgemeinen Zustand der Verwirrung in der modernen Gesellschaft widerspiegelt. Die Schwächung traditioneller Werte hat zu einer Art Schwebezustand geführt, in dem Glauben und Unsicherheit nebeneinander existieren.

Es gibt jedoch auch eine starke Gegenströmung, die eine Zeit lang gerne als »New Age« bezeichnet wurde. Wenn Ihre Antworten in Richtung »Trifft voll zu« tendieren, identifizieren Sie sich wahrscheinlich mit dieser Gruppe, für die zum Beispiel das Paranormale durchaus vorstellbar ist. Sie sind empfänglich für ein neues Paradigma, das die Gesellschaft verbessern und zu einer höheren Evolution der Menschheit führen würde. Gleichzeitig könnten Sie aber auch zustimmen, dass Rationalität ein guter Leitfaden für das persönliche Leben ist, da Sie mit religiösen Dogmen oder unbewiesenem Glauben nichts anfangen können.

Wenn die meisten Ihrer Antworten »Trifft überhaupt nicht zu« lauten, identifizieren Sie sich wahrscheinlich mit dem Materialismus und der Mainstream-Wissenschaft. Vielleicht glauben Sie auch, dass Rationalität in jedem Fall der beste Ratgeber für das Leben ist, weil Sie eine starke skeptische Ader haben. Der Maßstab für Sie ist der Beweis. Andere mögen Sie für stur und in Ihrem Glaubenssystem gefangen halten, aber so sehen Sie sich selbst bestimmt nicht.

Sie haben bereits einen großen Schritt vorwärts gemacht, wenn Sie beginnen, sich mit der Quantenrealität verbunden zu fühlen. Wenn Sie dann noch den blinden Fleck vieler Wissenschaftler überwinden, die die Bedeutung des Bewusstseins im Schema der Schöpfung nicht erkennen, sind Sie der großen Mehrheit der Menschen einen Schritt voraus. Der Weg zur Quantenrealität führt ausschließlich über das Bewusstsein. Sobald Sie diese Tatsache akzeptiert haben, wird alles, was wir zu sagen haben, einen Sinn ergeben.

Der Fluss des Lebens

Es gibt zwei Möglichkeiten, nach dem Ursprung des Lebens zu suchen. Die eine konzentriert sich auf die Vergangenheit, die andere auf das Hier und Jetzt. Von der Vergangenheit zeugen die Überreste von Mikroben, winzige Flecken in altem Gestein, die ersten Spuren des Lebens, auch wenn sie natürlich nicht mehr leben. Und doch strömt das Leben gerade jetzt unaufhörlich aus seiner Quelle. Sie sind in jeder Sekunde mit dem Ursprung des Lebens verbunden. Wären Sie es nicht, wären all die Nährstoffe, das Wasser und der Sauerstoff – die Grundstoffe, die das Überleben einer Zelle ermöglichen – nutzlos. Sie würden in Flüssen, Meeren, Böden und in der Atmosphäre wahllos durcheinander gewirbelt werden, ohne die geringste Spur von Leben.

Auf der Reise von Ihrem Quantenkörper zu Ihrem physischen Körper geschieht etwas Wunderbares. Das leblose »Zeug«, das herumliegt, wird schöpferisch, wird bewusst und beginnt, intelligente Entscheidungen zu treffen. Für einen Neurowissenschaftler gibt es diese Eigenschaften nicht ohne das menschliche Gehirn, aber das Gehirn als Quelle der Kreativität, des Bewusstseins und der Intelligenz zu betrachten, ist irreführend. Der beste Beweis dafür ist, dass all diese Eigenschaften zum Leben selbst gehören, und dass sie bei Lebewesen, die lange Zeit unterschätzt wurden, hoch entwickelt sein können.

Eine Krähenkolonie auf einer indonesischen Insel hat gelernt, Larven mit spitzen Stöcken aus ihren Verstecken unter der Baumrinde zu holen. Eine außergewöhnliche Leistung, die viele Biologen verblüfft hat, denn die Krähen mit ihren winzigen Gehirnen haben hier einen konzeptionellen Sprung gemacht. Sie sahen sich die spitzen Zweige an und erkannten, dass sie als Werkzeuge benutzt werden können (den gleichen konzeptionellen Sprung machten die prähistorischen Hominiden, als sie begannen, Feuersteinsplitter abzuschlagen, um die ersten Messer und Schaber herzustellen). Als dann alle möglichen Experimente mit Krähen durchgeführt wurden, stellte sich beispielsweise heraus, dass sie sogar komplizierte Schlösser öffnen können, um an ihr Futter zu gelangen. Wenn Teile des Schlosses verändert werden, finden sie eine neue Lösung, um das Schloss zu öffnen. So viel zum Thema Spatzenhirn (beziehungsweise Krähenhirn in diesem Fall).

Andererseits versagten Hunde und Katzen in entsprechenden Experimenten kläglich, wenn es darum ging, einen einfachen Riegel zu öffnen, um an eine Futterbelohnung zu gelangen. Jedes Lebewesen besitzt eine einzigartige Mischung aus Kreativität, Bewusstsein und Intelligenz. Ein Hund erkennt sein Herrchen, zeigt Zuneigung, gehorcht komplizierten Befehlen und besonders begabte Exemplare lernen sogar einen Wortschatz, der den eines Kleinkindes bei Weitem übertrifft. Der Wortschatz von Kleinkindern beträgt 10 bis 50 Wörter mit 18 Monaten, 300 Wörter mit zwei Jahren und 450 Wörter mit zweieinhalb Jahren. Eine Border Collie-Hündin namens Chaser hingegen lernte von ihrem menschlichen Begleiter, dem Amerikaner Professor John W. Pilley, 1000 Wörter.

Der Wortschatz eines Kindes explodiert im Alter von zwei Jahren und wächst bis zum dritten Lebensjahr von 300 auf 1000 Wörter an. Chaser lernte in ihren fünfzehn Lebensjahren bis 2019 tausend verschiedene Spielzeuge beim Namen zu nennen, die Pilley im Laufe der Zeit zusammengetragen hatte. Aber Zahlen sind nicht alles. Damit ein Hund einen Wortschatz erwerben kann, muss er kreativ sein, um den Sprung zur menschlichen Sprache zu schaffen. Er muss bewusst sein, um das Gehörte zu verarbeiten, und er muss intelligent sein, um sich die Wörter zu merken und sie anzuwenden. Border Collies sind in dieser Hinsicht besonders begabt, und einige von ihnen haben sogar einen weiteren kreativen Schritt gemacht. Sie können das Bild eines Spielzeugs betrachten und das Spielzeug dann aus einem anderen Zimmer holen, ohne ein Wort zu hören.

Kreative Intelligenz

Es gibt kein adäquates Modell in der Biologie oder im Verhalten von Tieren, das einen solchen Sprung in Kreativität, Bewusstsein und Intelligenz erklären könnte. Auch beim Menschen gibt es keine wirkliche Erklärung. Wir nehmen es einfach als gegeben hin. Verwenden wir einen einfachen Begriff, nämlich *kreative Intelligenz*, um einen so wesentlichen Teil des Lebens zu beschreiben. (Dieser Begriff wurde bereits im ersten Teil dieses Buches als wichtiger Aspekt des Wohlbefinden eingeführt.) Der Fluss der kreativen Intelligenz ist eine der angenehmsten Erfahrungen, die man machen kann. Wann immer Sie etwas Kreatives tun, baden Sie darin.

In einem kreativen Moment, wie auch immer er konkret aussieht, fühlen Sie sich entspannt und offen. Sie konzentrieren sich auf das, was Sie gerade tun – kochen, stricken, malen, Klavier spielen – ohne sich ablenken zu lassen. Sie verspüren ein Gefühl von Freiheit und Zufriedenheit. Dieser Zustand, der auch bei tiefer Meditation auftritt, kann mit der Aktivität der Alphawellen im Gehirn in Verbindung gebracht werden. Doch solche Hinweise sind schwer zu fassen, vor allem wenn es um außergewöhnliche Kreativität geht.

Einsteins Relativitätstheorie gilt vielen als der größte wissenschaftliche Durchbruch, der jemals von einem einzelnen Menschen erzielt wurde. Nach Einsteins Tod im Jahr 1955 nahm ein Pathologe in Princeton, New Jersey, Einsteins Gehirn heraus, sezierte es und machte Fotos von jedem sezierten Teil, die er an andere Experten schickte. (Der Rest des Gehirns wurde 1998 einem Museum der Universität Princeton als Geschenk überlassen.) Die Anatomen waren natürlich neugierig, wie das Gehirn eines Genies aussah, aber die erste vollständige Analyse der Fotografien wurde erst 1999 veröffentlicht. In einer Online-Zusammenfassung heißt es: »Einsteins Scheitellappen – wichtig für die visuelle, räumliche und mathematische Verarbeitung – waren etwa 15 Prozent breiter als bei anderen Menschen üblich.« Der Scheitellappen im oberen hinteren Teil des Gehirns spielt eine entscheidende Rolle für das räumliche Vorstellungsvermögen und das mathematische Denken. Aber selbst wenn man glaubt, dass dieser relativ kleine Größenunterschied den Unterschied zwischen einem Genie und einem Durchschnittsmenschen erklären kann, stellt sich immer noch die Frage, wo in Einsteins Hirngewebe die Allgemeine Relativitätstheorie zu finden ist oder jemals war. Es gibt auch andere Menschen mit ungewöhnlich großen Scheitellappen, die die Welt nicht durch ihre brillanten Entdeckungen verändert haben.

Leben im Chid Akasha

Doch das Geheimnis liegt noch tiefer. Bald nachdem Einsteins Relativitätstheorie die Wissenschaft in ihren Grundfesten erschüttert hatte, machte ein Physiker namens Hermann Minkowski eine prophetische Aussage: »Von Stund an sollen Raum für sich und Zeit für sich völlig zu Schatten herabsinken und nur noch eine Art der Union der beiden soll Selbstständigkeit bewahren.« Das war im Jahr 1908, aber wir gehen immer noch durch den Raum, der überall ist, und schauen auf unsere Uhren, um zu wissen, wie spät es ist. Man könnte die Situation mit jemandem vergleichen, der darauf besteht, in seinem Haus zu wohnen, nachdem es gesprengt und die Trümmer weggeräumt wurden. Nehmen Sie Zeit und Raum weg, und die alltägliche Realität existiert nicht mehr. Genauso wenig wie die kreative Intelligenz, die ja Teil der alltäglichen Realität ist.

Die vedischen Rishis beschrieben eine andere Art von Raum, in dem die kreative Intelligenz frei fließt und immer zugänglich ist. Sie nannten ihn in Sanskrit *chid akasha*, was »Raum des Bewusstseins« bedeutet. Für die Rishis befinden sich im Chid Akasha sowohl der Kausalkörper als auch der Quantenkörper. Die Physik ist noch nicht so weit. Sie wird den unendlichen Raum des Bewusstseins erst erkennen können, wenn das Bewusstsein als ernstzunehmendes Thema für die Physik akzeptiert wird.

Chid Akasha gibt der kreativen Intelligenz ein Zuhause. Sie wartet hinter dem Vorhang der alltäglichen Realität wie ein unsichtbarer Choreograf, der den Tänzern sagt, was sie tun sollen, auch wenn er nie auf der Bühne erscheint. Sobald man die Vorzüge erkennt, die das Leben in Chid Akasha mit sich bringt, verliert die Alltagswelt ihren Reiz. Alles, was im Leben gut ist, ist in Chid Akasha besser.

Wir könnten viele Gründe dafür anführen, aber sie laufen auf einen hinaus: Chid Akasha ist der Ort, an dem jede kreative Möglichkeit zu blühen beginnt. Egal um welchen Prozess es sich handelt, vom einzelnen Herzschlag bis zum gesamten Gehirn, die kreative Intelligenz muss in Aktion treten. Im Chid Akasha entsteht ein Impuls, der genügend Energie aufbaut, um eine physische Aktion zu erzeugen, die wahrnehmbar und messbar ist.

Dasselbe gilt für geistige Aktivitäten. Wir tauchen in das Chid Akasha ein, um unseren nächsten Gedanken zu finden. Doch das Wort »geistig« ist hier zu kurz gegriffen, denn wenn sich die DNA teilt oder ein Herzmuskelstrang zuckt, ist Intelligenz am Werk. Diese Intelligenz ist unausgesprochen und still, aber unendlich kreativ. Erweitern wir das Bild, so ist die gesamte Natur intelligent, denn nichts kann im Kosmos geschehen, ohne durch Chid Akasha hindurchgegangen zu sein.

Wenn der Begriff Chid Akasha für Sie neu war, ist das zweitrangig. Das Wichtigste – das, was Sie veranlassen wird, sich weiter mit Chid Akasha zu beschäftigen – ist, dass Sie den Fluss der kreativen Intelligenz verstärken können. Dieser Fluss fließt auch jetzt, während Sie dies lesen, in Ihnen, um Sie herum und durch Sie hindurch. Wo auch immer er hinfließt, können Sie eine kreative Entscheidung treffen. In der physischen Welt können Sie einen Schalter umlegen und das Licht geht an. In Chid Akasha legen Sie einen Schalter im Bewusstsein um, und es geschieht viel mehr.

Die Gaben von Chid Akasha

- Weisheit
- Ordnende Kraft
- Dynamische Energie
- Unendliche Flexibilität
- Absicht, Vorhaben
- Ein klarer Weg zu jedem Ziel

- Die Erfüllung von Wünschen
- Die Fähigkeit, Fehler zu korrigieren
- Heilkraft

Alles oben Genannte ist wirklich. Wäre es nicht so, hätte sich das junge Universum nie aus einer Quantensuppe und überhitztem Plasma entwickelt. Sie wären immer noch ein einzelnes befruchtetes Ei im Bauch Ihrer Mutter. Verfolgen wir von dort aus den Fluss der kreativen Intelligenz. Eine einzelne Zelle riskiert ihre bequeme Existenz, indem sie sich teilt, ein Prozess, der die Zelle auseinanderreißt, angefangen bei ihrer DNA. Aber eine befruchtete Eizelle hat die Weisheit, sich auf diese gefährliche Reise zu begeben, und das genetische Wissen, sie auszuführen. Die Energiemanager in der Zelle, die Mitochondrien, liefern die Energie für die Zellteilung. Die wirbelnde Suppe aus Proteinen und Enzymen ist so organisiert, dass sie für zwei Zellen ausreicht. Wenn die molekularen Maschinen beginnen, die DNA-Doppelhelix aufzuspalten, ist ein Ziel in Bewegung und der Weg zur Ziellinie klar vorgezeichnet. Anfängliche Fehler auf dem Weg dorthin werden mit mikroskopischer Präzision korrigiert, und indem aus einem DNA-Strang zwei Stränge werden, wird die Teilung in zwei Hälften geheilt. Vielleicht müssen Sie noch davon überzeugt werden, dass all dies ein Beweis für kreative Intelligenz ist, aber Ihre Zellen sind es bereits.

Der einzige Beweis, der wirklich überzeugt, ist ein persönlicher. Nehmen Sie sich einen Moment Zeit und denken Sie an etwas, bei dem Sie schöpferisch tätig waren. Sei es ein köstliches Gericht, das Sie kreiert haben, eine Holzarbeit, Ihr kreatives Schreiben oder Malen – alles, was Sie wirklich erfüllt, ist geeignet.

Dann legen Sie die Essenz dieses »Etwas« frei, indem Sie die Gaben von Chid Akasha durchgehen, um zu sehen, inwieweit sie zutreffen (es müssen nicht unbedingt alle sein). Sobald Sie eine Ihrer kreativen Aktivitäten im Kopf haben, stellen Sie sich folgende Fragen:

Wie kommt *Weisheit* ins Spiel, also die Anhäufung von Fähigkeiten und Wissen?

Wie *organisiert* und *effizient* sind Sie, wenn Sie kreativ sind?

Schöpfen Sie daraus Energie?

Sind Sie gerne *flexibel* und *spontan*, wenn Sie kreativ sind?

Wenn Sie sich etwas *vorgenommen* haben, geht es Ihnen leicht und locker von der Hand?

Fühlen Sie sich *erfüllt*, wenn Sie kreativ sind?

Sind Sie gut darin, aus Fehlern zu *lernen*?

Gibt Ihnen Ihre Kreativität ein Gefühl von *Heilung* und *Ganzheit*?

Wenn Sie das Glück haben, sich von dem, was Sie tun, inspirieren zu lassen, dann sind auf der Ebene von Chid Akasha alle diese Elemente an ihrem Platz. Sie sind ein kreativer Mensch und nehmen an der kreativen Erfahrung teil. Dann stellt sich ein neues Gefühl ein: Sie stehen außerhalb von sich selbst und beobachten, wie der schöpferische Impuls von selbst zu fließen scheint (das Wort »Ekstase« ist abgeleitet von dem altgriechischen Wort für »aus sich herausgehen, außer sich sein«).

Je mehr Sie Ihr Gewahrsein erweitern, desto mehr werden Sie vom Fluss der kreativen Intelligenz unterstützt. Auf diese Weise wird Ekstase zu einer normalen Lebensweise und nicht zu einer ungewöhnlichen oder außergewöhnlichen Erfahrung.

Kreative Intelligenz hinterlässt keine Spuren in der physischen Welt, aber sie war Ihr ganzes Leben lang untrennbar mit Ihnen verbunden. Manchmal haben Sie sich darauf konzentriert, Ihre Fähigkeiten auszuprobieren, wie in den Jahren der Kindheit und frühen Jugend. Laufen zu lernen ist ein großes neues Abenteuer der angewandten Kreativität – Gleichgewicht, Koordination, motorische Kontrolle und Sehvermögen müssen auf völlig neue Weise zusammenwirken. Dann begannen Sie, Ihre kreative Intelligenz bewusster einzusetzen – Sie lernten zu lesen, sich in der großen weiten Welt zurechtzufinden und Beziehungen zu anderen Menschen außerhalb der Familie aufzubauen.

Wenn Sie bewusst auf die Gaben von Chid Akasha achten, können Sie gewiss sein, dass der Fluss der kreativen Intelligenz Sie jederzeit unterstützt. Ohne dass Sie es wissen, sind Sie kurz davor die absolute Meisterschaft zu erlangen – das ist die faszinierende Möglichkeit, mit der wir uns als Nächstes beschäftigen werden.

Bauplan des Wunders

Wenn eine befruchtete Eizelle im Mutterleib die volle kreative Intelligenz besitzt, warum dann nicht auch wir? Das Problem liegt in einer der zuvor genannten Gaben der kreativen Intelligenz: *ein klarer Weg zu jedem Ziel.* Jeder Mensch hat in seiner Vergangenheit Rückschläge und Enttäuschungen erlebt, die sich im Gedächtnis einprägen. Jede Prägung – von den Eltern ausgeschimpft zu werden, in einer Prüfung schlecht abzuschneiden, von jemandem, in den man verliebt ist, ignoriert zu werden – wirkt wie ein Mikrochip, der immer wieder das gleiche Signal aussendet.

Das wiederholte entmutigende Signal sagt: »Das kannst du nicht. Es wird nicht funktionieren. Es wird Ärger geben. Riskiere es nicht.« Stellen Sie sich ein Kind vor, das gerade alt genug ist, um alleine zur Schule zu gehen. Es geht den Bürgersteig entlang und plötzlich wirft jemand, der sich im Gebüsch versteckt hat, einen Ball nach ihm. Das Kind entkommt unverletzt, aber alle paar Meter wird es von unsichtbaren Händen mit einem weiteren Ball beworfen.

Dabei spielt es keine Rolle, ob einige Bälle treffen und andere nicht. Das Kind wird in einen Zustand der Angst versetzt und wartet immer wieder auf die nächste Bedrohung, die unvorhersehbar eintreffen wird. Das ist die psychologische Situation, in der wir uns alle befinden. Wir sind auf der Hut vor unberechenbaren Gefahren und ein versteckter Mikrochip piept seine ängstliche Warnung. »Das kannst du nicht. Es wird nicht funktionieren. Es wird Ärger geben. Riskiere es nicht.« Erschwerend kommt hinzu, dass das Kind auf dem Schulweg auch dann ängstlich bleibt, wenn keine Bälle mehr geworfen werden. Das Schreckgespenst der Gefahr reicht aus.

Eine solch düstere Szenerie scheint es unmöglich zu machen, einen klaren Weg durch den Chid Akasha zu finden, den geistigen

Raum, in dem sich jeder tagtäglich bewegen muss. Doch so ist es nicht. Jeder Aspekt der kreativen Intelligenz kann gemeistert werden. Der Clou besteht darin zu verstehen, wie der Fluss des Lebens tatsächlich funktioniert. Folgendes einfaches Schaubild mag dies verdeutlichen:

Quantenkörper → Chid Akasha → Physischer Körper

Alles, was die kreative Intelligenz Ihnen beschert, folgt diesem Weg. Ein Impuls hat seinen Ursprung im Quanten- oder Kausalkörper. Es kann ein bewusster Impuls sein, wie der Wunsch, nach draußen zu gehen, um einen strahlenden Frühlingstag zu genießen, oder ein völlig unbewusster Impuls, wie der, der Ihr Herz zum Schlagen bringt. Beides ist derselbe Fluss. Er bewegt sich durch den Chid Akasha, bevor er im physischen Körper ankommt.

Auf dem Weg eines Impulses von der ersten Ursache bis zum Endergebnis geschieht viel. Kurz gesagt, es entfaltet sich ein Spiegelbild. Jeder Impuls weiß, was er zu tun hat, wohin er geht und wie er mit den Tausenden von anderen Impulsen zusammenhängt, die der Körper jede Sekunde erzeugt. Ohne dieses Wissen könnte aus einem Samen keine Blume werden. Wenn Sie einen Samen aufschneiden, sehen Sie unter dem Mikroskop keine Stängel, Wurzeln, Blätter oder Blüten, sondern nur organische Chemikalien, die durch die Genetik in einer bestimmten Weise angeordnet sind. Diese Masse von Chemikalien keimt und entwickelt sich nach bekannten biologischen Prozessen. Rätselhaft ist nur, wie die Chemikalien so umgewandelt werden, dass in einem Fall ein Weizenhalm und in einem anderen Fall ein Rosenstrauch entsteht. Die DNA, die den Weizen vom Rosenstrauch unterscheidet, ist nur eine Blaupause. Sie weiß nicht, wie man eine Pflanze herstellt, so wie der Bauplan Ihres Hauses nicht weiß, wie man ein Haus baut.

Die kreative Intelligenz liefert das notwendige Wissen unsichtbar, in Echtzeit, quasi nebenbei und fehlerfrei. Sie zeigt sich bereits im embryonalen Gehirn, noch im Mutterleib. Nach einigen Tagen hat sich eine befruchtete Eizelle so oft geteilt, dass ein Zellhaufen, die

Zygote, entstanden ist. In diesem Zellhaufen befindet sich noch kein mikroskopisch kleines Gehirn, aber irgendwie muss ein Gehirn entstehen. Dies geschieht, wenn die Zygote zum Embryo wird. Auf Ultraschallbildern lässt sich verfolgen, wie sich Arme, Beine, ein Rumpf und ein Kopf bilden.

Unbemerkt und auf wundersame Weise folgen die Stammzellen ihrem vorbestimmten Weg, um sich in Herzzellen, Leberzellen, Gehirnzellen und so weiter zu differenzieren. Im Falle des Gehirns ist der Prozess noch verblüffender, denn sobald eine Stammzelle weiß, dass sie eine Gehirnzelle ist, muss sie sich auf den Weg zu dem Teil des Gehirns machen, zu dem sie gehört, zum Beispiel zur Sehrinde oder zu den Frontallappen. Planloses Herumirren in einem Haufen von Gehirnzellen reicht dafür nicht aus. Deshalb gibt es Wegweiser, die sogenannten »radialen Gliazellen«. Ihre langen Fortsätze dienen den wandernden Zellen als Gerüst, um ihren Platz im sich entwickelnden Gehirn zu finden und zu behalten.

So bemerkenswert dieser Vorgang ist, so rätselhaft ist es, wie die Gliazellen »wissen«, wo die richtigen Stellen sind. Im Gehirn gibt es Hunderte von spezifischen Regionen. Ein winziger Zellhaufen ermöglicht Ihnen zum Beispiel zu erkennen, dass ein bestimmtes Haus der Ort ist, an dem Sie leben. Die einzige brauchbare Antwort ist die kreative Intelligenz, die Sie von dem Moment an geschaffen hat, als Sie gezeugt wurden.

Die fünf *Koshas*

Die Kartierung des Flusses der kreativen Intelligenz ist offen für noch feinere Details – wenn Sie die verschiedenen Ebenen der Kreativität entfernen, werden Sie entdecken, dass Sie in mehr als einer Dimension existieren. Nach der vedischen Tradition hat jeder von uns grob- und feinstoffliche Schichten, denen unterschiedliche Bewusstseinsebenen zugeordnet werden. Jede dieser Hüllen, im Sanskrit »Koshas« genannt, wird auf unterschiedliche Weise erfahren.

Die Koshas sind Bestandteile von drei Körpern, dem physischen Körper, dem energetischen Körper und dem Kausalkörper, wobei der physische Körper der unwichtigste ist. Hier die fünf Koshas im Überblick:

> *Annamaya kosha*, die äußerste, grobstoffliche Hülle, die **Nahrungshülle**. Sie bildet den physischen Körper.
>
> *Pranamaya kosha* ist die feinstoffliche **Energiehülle**, welche die Lebensenergie (Prana) einbringt und mit dem Atem verbunden ist.
>
> *Manomaya kosha* ist die **Geisthülle**, auch die emotionale Hülle.
>
> *Vijnamaya kosha* ist die **Weisheitshülle**, die aus Erkenntnis bestehende Hülle.
>
> *Anandamaya kosha* ist die **Wonne- oder Glückseligkeitshülle**, die dem ewig glückseligen höchsten Selbst am nächsten ist. Sie bildet den Kausalkörper.

Machen Sie sich keine Gedanken über die Sanskrit-Terminologie. Das Wichtige an den Koshas ist, dass sie den kreativen Prozess darstellen, der in Ihnen, um Sie herum und durch Sie stattfindet. Ihre Erfahrung ändert sich je nachdem, auf welche Existenzebene (Körper) Sie Ihre Aufmerksamkeit richten. Wenn Sie sich auf die physische Welt »da draußen« konzentrieren, bewohnen Sie einen Teil dieser Welt –den physischen Körper –, der zu einem Ding in einem Universum von Dingen wird. Ein Ichbewusstsein ist dann nicht notwendig, ja nicht einmal wünschenswert. Ihre Hauptaktivität in der physischen Welt besteht darin, Schmerz zu vermeiden und Vergnügen zu suchen. Aus dieser Perspektive ist Ihr Körper eine Maschine, einschließlich Ihres Gehirns. Sie erklären sich und anderen die Welt als rein stofflich. Sie glauben an den Materialismus, der alle Phänomene auf ihre physischen Mechanismen reduziert.

Die fünf Koshas sind die Manifestationen, wie das Bewusstsein alles erschafft. Der Ausgangspunkt ist reines Bewusstsein, das keine

Eigenschaften hat, und dann verläuft der ganze Prozess wie im folgenden Diagramm dargestellt.

Reines Bewusstsein → Glücksbewusstsein →
Weisheit/Intellekt → Geist →
Lebensenergie (Prana) → Physische Welt

Das Wissen, dass sich die Schöpfung so entfaltet, ist von unschätzbarem Wert. Es gibt einem die Werkzeuge der Schöpfung in die Hand. Die meisten Menschen gestalten ihre Lebensgeschichte ohne dieses Wissen. Sie setzen ihre Geschichte aus einer Mischung von bewussten und unbewussten Handlungen, Gedanken und Gefühlen zusammen. Vergangene Verletzungen und Erfolge bestimmen das Verhalten in der Gegenwart. Und doch bekommt jeder in dieser Mischung aus Bewusstem und Unbewusstem eine Ahnung davon, wie sich die Schöpfung vollzieht.

Reines Bewusstsein offenbart sich in der Stille zwischen den Gedanken, in tiefer Meditation und in Momenten vollkommenen Friedens.

Glücksbewusstsein zeigt sich in Momenten der Freude, des Entzückens, der Inspiration und des Staunens.

Weisheit offenbart sich in Momenten der Einsicht und Intuition.

Der ***Geist*** zeigt sich in den mentalen Aktivitäten.

Die ***Lebensenergie*** äußert sich im Gefühl, lebendig zu sein.

Die ***physische Welt*** wird durch die fünf Sinne wahrgenommen.

Die Linie zwischen Weisheit und Geist zeigt auf, dass alles unterhalb der Linie – der Geist, die Lebensenergie und die physische Welt – uns alle ständig begleitet. Die höheren Ebenen der Weisheit, des Glücksbewusstseins und des reinen Bewusstseins sind dagegen den meisten Menschen kaum bewusst.

Wir werden mit Energie versorgt, damit wir möglichst am Leben bleiben und uns entwickeln können. Diese Funktionen sind im Energiekörper organisiert. Wenn wir deprimiert sind, uns lustlos und ziellos fühlen, dann ist unser Energiekörper erschöpft. In diesem Fall spielt es keine Rolle, dass der physische Körper normal funktioniert (oder fast normal, denn Depressionen haben auch körperliche Nebenwirkungen).

Sie können instinktiv spüren, wenn Ihre Energie niedrig oder erschöpft ist, was darauf hinweist, dass der Energiekörper nicht so inaktiv ist, wie es der Begriff »Hülle« (*kosha*) suggeriert. Die Selbstbewusstheit wird stärker, wenn Sie anfangen zu denken und in den Bereich der mentalen Hülle eintreten. Für den französischen Philosophen René Descartes war das Denken grundlegend für die Existenz, was sich in seinem berühmten Ausspruch »Ich denke, also bin ich« (cogito ergo sum) widerspiegelt. Dies ist jedoch nicht unumstritten. Die vedischen Rishis würden die Logik umkehren: Ich bin, also denke ich. Aber lassen wir die Philosophie beiseite, der Geist ist das nächste Glied in der Kette der Schöpfung.

Das Ichbewusstsein gipfelt in der Weisheit, und die Weisheitshülle, auch »intellektuelle Hülle« genannt, verleiht Ihnen die Fähigkeit zu wissen. Und zwar nicht nur einzelne Fakten, wie zum Beispiel, dass N'Djamena die Hauptstadt des afrikanischen Landes Tschad ist oder dass rote Blutkörperchen die einzigen Zellen im Körper sind, die keine DNA enthalten. Hinter allem, was Sie wissen, steht die Fähigkeit, es wissen zu können. Weisheit kommt ins Spiel, weil die Rishis sich auf angeborenes Wissen konzentrierten, das nicht erlernt werden muss, wie Vernunft, Liebe, Empathie, Einsicht, die Fähigkeit, Wahrheit von Lüge zu unterscheiden und etwas Neues zu schaffen, sowie die Fähigkeit zu staunen, neugierig zu sein und zu entdecken. Weisheit sollte nicht als etwas Seltenes angesehen werden, aber sie wird selten, wenn es den Menschen an Ichbewusstsein mangelt. Um weise zu sein, braucht man viel Ichbewusstsein.

Die feinstofflichste Kosha ist die Hülle der Glückseligkeit. Nach Ansicht der Veden wird die gesamte materielle Schöpfung vom Bewusstsein erträumt. Das Netz der Schöpfung ist aus dem Schoß des reinen Bewusstseins gesponnen. Alles, was Form hat, kommt aus dem formlosen reinen Bewusstsein. Das ist nicht etwas, das sich mit dem Intellekt begründen lässt. Reines Bewusstsein offenbart sich in tiefer Meditation als eine Art Dynamik im Herzen der Schöpfung. Der Weg diese Dynamik zu kanalisieren, ist die Erfahrung von Glückseligkeit. Glückseligkeit ist mehr als Freude oder Ekstase. Sie ist eine ursprüngliche Lebendigkeit in einer Gipfelerfahrung. Sie ist in einem Aha-Erlebnis verpackt, wenn jemandem plötzlich »ein Licht aufgeht«.

Die fünf Koshas teilen Ihr Leben in verschiedene Ebenen ein. Wie gut Sie sich auf diesen Ebenen zurechtfinden, bestimmt zu einem großen Teil den Verlauf Ihrer Lebensgeschichte. Das Ichbewusstsein kann Sie so weit bringen, wie der menschliche Geist gehen kann; in den Regionen der Entdeckungen und Neugier, erreichen Sie die Hülle der Weisheit. Die Welt hat unglaublich kreative Menschen gesehen – Picasso soll jeden Tag ein Kunstwerk geschaffen haben –, aber es ist auch kreativ, eine Erkenntnis zu haben, Selbstachtung zu empfinden und zu wissen, wie man lebt und geliebt wird.

Die moderne Wissenschaft ignoriert die feinstofflichen Koshas und schließt alles aus, was sich nicht durch physikalische Messungen und Untersuchungen in der materiellen Welt nachweisen lässt. Ohne Intuition, Entdeckergeist und Neugier kann man jedoch keine gute Wissenschaft betreiben. Die Realität hat ihre eigene Art, außerhalb der Regeln zu funktionieren. Einstein hatte dazu viel zu sagen, unter anderem das Folgende: »Das Schönste, was wir erleben können, ist das Geheimnisvolle. Es ist das Grundgefühl, das an der Wiege von wahrer Kunst und Wissenschaft steht. Wer es nicht kennt und sich nicht mehr wundern, nicht mehr staunen kann, der ist sozusagen tot und sein Auge erloschen.«

Solange wir an der materiellen Welt als unserem einzigen Zuhause und am Überleben als dem Ziel der Evolution festhalten, werden unsere Augen verschlossen bleiben. Überleben ist eine starke Absicht, und wir alle folgen naturgemäß ihrem Ruf. Das Wissen um die Koshas macht jedoch deutlich, dass der Mensch multidimensional ist. Jede Dimension ermöglicht eine grenzenlose Erweiterung des Gewahrseins.

Ein praktischer Anfang ist, sich jeden Tag Zeit für die Dinge zu nehmen, die man im Leben am meisten schätzt. Welche Ideen faszinieren Sie? Welches kreative Ventil suchen Sie? Wie lassen Sie sich inspirieren? Ihr Ziel ist ein kreatives Leben, nicht ein Leben, das von Routine, Gewohnheit und Schulmeinungen bestimmt wird. Gönnen Sie sich die Erfahrung, die Sie brauchen, um der Enge des physischen Körpers zu entkommen. Hier sind einige Vorschläge, die Ihnen dabei helfen können.

- Stellen Sie sich die Farbe Blau vor. Gehen Sie dann umher und denken Sie an die Farbe. Fragen Sie sich, ob das Blau irgendwo hingeht, wenn Ihr Körper das tut.
- Während Sie duschen oder baden, rufen Sie sich eine glückliche Erinnerung ins Gedächtnis. Fragen Sie sich, ob die Erinnerung nass wird, wenn Ihr Körper nass wird.
- Singen Sie sich eines Ihrer Lieblingslieder vor, eine Melodie, die Millionen von Menschen kennen. Fragen Sie sich, ob diese Melodie Ihre eigene ist oder ob sie Teil des kollektiven Bewusstseins ist. Als Teil des kollektiven Bewusstseins sind Sie immer noch Sie selbst. Wenn Sie jemals ein Konzert besucht haben und von der Freude des Publikums mitgerissen wurden, haben Sie sich dann nicht viel lebendiger, mehr wie Sie selbst gefühlt?
- Lesen Sie ein Gedicht, einen spirituellen Text oder eine Lebensweisheit, die Sie inspiriert. Ein einzelnes »Ich« hat diese Worte formuliert, aber was war nötig, um Inspiration zu schaffen? Kein Individuum, nicht einmal eine einzelne Kultur. Inspiration ist angeboren. Sie spüren sie, wenn Sie sie

spüren; einen Moment der spontanen Erkenntnis, die nicht von Ihnen selbst erdacht wurde und auch nicht von jemand anderem.

Dies sind nur einige kleine Beispiele dafür, wie Sie Ihre wahre, vielschichtige Natur entdecken können.

TEIL DREI

Erweitern Sie Ihr Gewahrsein: Sieben Quantendurchbrüche

Wie ein Durchbruch gelingt

Dieser Abschnitt des Buches soll Ihnen einen Durchbruch oder ein Aha-Erlebnis ermöglichen. Nichts führt so direkt zu Veränderungen wie ein Durchbruch. Man nimmt plötzlich etwas wahr, was man vorher noch nie wahrgenommen hat.

Das Gegenteil von einem Durchbruch sind Trägheit, Routine und Gewohnheit. Routine ist bequem – wir alle leben 90 Prozent unseres täglichen Lebens nach festen Mustern und unbewussten Gewohnheiten mit wenigen Abweichungen. Doch diese Art zu leben hat einen fatalen Nachteil: Wer immer wieder das Gleiche tut, entwickelt sich nicht weiter. Routinen und Gewohnheiten verhindern Durchbrüche.

Das alltägliche Leben hindert uns daran, mit absoluter Sicherheit zu wissen, wer wir sind und warum wir hier sind. Stattdessen erlebt jeder von uns von Zeit zu Zeit Momente der Unsicherheit, des Zweifels, der Verwirrung und des inneren Konflikts. Um diese zu überwinden, gibt es zwei Möglichkeiten.

Sie können eine Reihe von Gewohnheiten, Routinen und festen Überzeugungen bilden, die dazu dienen, die Geschichte, die Sie zu leben gewählt haben, zu verstärken. Ohne zu wissen, warum Ihre Geschichte existiert, halten Sie an ihr fest. Die versteckte Motivation hinter allen Geschichten ist es, der Ego-Persönlichkeit das Gefühl zu geben, real zu sein, sodass sie sich entfalten kann, ohne sich ständig unsicher zu fühlen.

Die andere Möglichkeit besteht darin, nach Durchbrüchen zu suchen, die zu einem erweiterten Gewahrsein führen – nicht nur ein einziges »Aha«-Erlebnis, sondern viele. Jeder dieser Momente bringt Sie Ihrem Quantenursprung näher und lässt Sie mit immer größerer Gewissheit sagen: »Ich weiß, wer ich bin«. Mit anderen Worten: Sie erleben einen Identitätswandel, der sich nicht auf einmal vollzieht. Es ist ein evolutionärer Prozess. Oder wie die vedischen Seher sagten: »Es ist kein Wissen, das du lernst. Es ist Wissen, das du wirst.«

Unter der Oberfläche kämpfen zwei Kräfte um Ihre Aufmerksamkeit, auch wenn Sie sich dessen vielleicht nicht bewusst sind. Die eine ist die Kraft der Trägheit, die andere die Kraft der Entwicklung. Die Trägheit versucht, alles beim Alten zu belassen, die Entwicklung versucht, das Neue und Unbekannte zu entdecken. Sie können diesen Kräften ihren Lauf lassen, ohne einzugreifen, aber dann entzieht sich das Ergebnis Ihrer Kontrolle. Entwicklung ist eine kreative Entscheidung. Sie können jederzeit den Schritt ins Neue wagen, wenn Sie wollen. Doch der Prozess muss sich auf natürliche Weise entfalten. Keine zwei Menschen entwickeln sich auf die exakt gleiche Weise.

> Es ist möglich, sich ohne Angst vor dem Unbekannten weiterzuentwickeln. Risiken einzugehen ist weder notwendig noch hilfreich. Wenn Sie sich stattdessen mit der Quantenrealität verbinden, wird diese Sie von innen heraus leiten. Das Schöne an einem Durchbruch ist, dass er im richtigen Moment kommt, wie wenn die Riegel eines Schlosses plötzlich ineinandergreifen. Damit dies geschehen kann, muss irgendwo etwas wissen, wer Sie sind und voraussehen, was das Beste für Sie ist. Ihr denkender Verstand verfügt nicht über dieses Wissen – er ist damit beschäftigt, Ihre Geschichte zu erzählen und sie am Laufen zu halten. Ihr Unterbewusstsein hat auch keinen Platz für dieses Wissen, denn es ist randvoll mit unterdrückten Ängsten, alten Verletzungen und jahrelangen Konditionierungen.

Die einzige Möglichkeit zu wissen, wer Sie wirklich sind, liegt auf der Ebene, auf der alle Erfahrungen entstehen. Sie wissen jetzt, dass diese Ebene der Existenz der Kausalkörper oder der Quantenkörper ist – das eine ist der alte vedische Begriff, das andere der moderne wissenschaftliche Begriff, aber im Prinzip handelt es sich um dasselbe. Sobald Sie sich mit Ihrem Quantenkörper verbinden, sind Sie mit der »wahren« Wirklichkeit verbunden. Hier ist alles möglich.

Und jetzt müssen Sie aus diesem Potenzial eine lebendige Realität erschaffen.

Vorgehensweise

Sie können sich den Inhalt dieses Buchteils nur dann wirklich zu eigen machen, wenn Sie bereit sind, sich weiterzuentwickeln. Deshalb ist es wichtig, sich zunächst vor Augen zu führen, was Entwicklung nicht ist.

Sie ist nicht die Geschichte, die Sie gerade leben.

Sie ist nicht etwas, das Sie durch Denken erreichen können.

Sie ist weder schmerzhaft noch beängstigend.

Sie ist kein Prozess, der einfach nur auf Selbstoptimierung ausgerichtet ist.

Bedenkenswert ist vor allem der letzte Punkt. Die meisten Menschen wollen sich nicht entwickeln. Sie ziehen es vor, ihre Geschichte zu verbessern, was zunächst nichts Schlechtes ist. Jede Geschichte hat zwei Seiten, eine positive und eine negative. Wer würde nicht gerne das Positive verstärken? Aber aus der Quantenperspektive ist eine optimierte Geschichte, die nichts Negatives enthält, nur eine Erweiterung der Illusion. Selbstoptimierung findet auf der Ebene der Ego-Persönlichkeit statt. Sie kann Ihr Leben oberflächlich zum Besseren verändern, aber sie wird Ihnen nicht helfen zu verstehen, wer Sie wirklich sind.

Die Aussicht auf Veränderung macht die Ego-Persönlichkeit nervös. Sie befürchtet, dass ihr sorgfältig aufgebautes Gefühl der Sicherheit bedroht ist. Doch das Ego kann nur falsche Sicherheit erzeugen. Ein vedisches Sprichwort sagt: »Nimm alle Illusionen weg, und was übrig bleibt, muss real sein.« Entwicklung ist alles andere als eine Bedrohung, sie überschreitet die Schwelle zu Glückseligkeit, Liebe, Mitgefühl, Wahrheit, Schönheit und Kreativität. Wenn wir die Reise einmal begonnen und die Schwelle überschritten haben, können wir unser ganzes Leben auf dieser Seite leben.

Die Quantenrealität ist zeitlos und deshalb endet die Entwicklung nie. Sie schafft einen aufsteigenden Bogen, bis wir den Punkt erreichen, an dem wir wie die vedischen Rishis sagen können: »Das, was durch deine Augen sieht, ist Gott. Sieh dir irgendetwas an und du wirst Gott erkennen«.

Nr. 1 – Wie Wahrnehmung die Wirklichkeit schafft

Die meisten revolutionären Ideen sind im Grunde sehr einfach. Realität ist Wahrnehmung, sinnliche Erfahrung. Auf den ersten Blick erscheint diese Idee einleuchtend. Licht ist real, weil wir sehen können. Klang ist real, weil wir hören können. Im Umkehrschluss heißt das aber auch: Licht ist nicht real, wenn wir nicht sehen können, und Schall ist nicht real, wenn wir nicht hören können.

Entsprechendes gilt für die anderen drei Sinne: *Ohne Wahrnehmung ist nichts real.*

Diese Aussage ist brisant. Wenn sie stimmt, dann wird die Welt auf den Kopf gestellt. Wir sind darauf konditioniert zu glauben, dass die Wirklichkeit unabhängig von der Wahrnehmung ist. Die Bausteine der Welt, so erklärt uns die Wissenschaft, sind physikalisch. Von den subatomaren Teilchen bis zur entferntesten Galaxie, die Milliarden von Lichtjahren entfernt ist, gibt es nur »Dinge«, große und kleine. Diese Dinge sind ohne Zweifel real. Die Anhäufung kleiner, einfacher Dinge führt zu größeren Dingen. Aus Quarks entstehen Galaxien, aus RNA menschliche DNA.

Es scheint zunächst abwegig, dass diese Sichtweise in die Irre führen kann. Der Irrtum offenbart sich erst, wenn man sich der *Ursache* von allem zuwendet, nicht dem *Material* von allem. Das Material einer Geige ist Holz, Leim und Draht, aber die Ursache einer Geige – ihr einziger Daseinsgrund – ist die Musik. Ohne die Wahrnehmung von Musik könnte eine Geige genauso gut ein Türstopper sein. Ähnlich ist die gesamte Wirklichkeit nur durch das, was wir wahrnehmen, begründet.

Wir nehmen Musik wahr ohne zu wissen, wie man eine Geige baut. Wir spüren, dass wir lebendig sind, ohne dafür einen Abschluss in Chemie haben zu müssen. Ein Skeptiker könnte argumentieren, dass wir die Schwerkraft oder die Lichtgeschwindigkeit nicht erfahren müssen; beides gibt es schon seit dem Urknall vor 13,8 Milliarden Jahren. Aber wenn Sie diese Behauptung umdrehen, werden Sie feststellen, dass die Schwerkraft und die Lichtgeschwindigkeit erst dann etwas bedeuten, wenn sie sich auf einen Menschen auswirken. Die Schwerkraft wirkt auf uns, wenn wir fallen oder wenn wir einen Penny von der Spitze des Empire State Building auf die Straße werfen (was allerdings gar nicht möglich ist; so viele Besucher werfen Münzen vom Empire State Building, dass die Aussichtsplattform irgendwann so konstruiert wurde, dass eine geworfene Münze auf einer eigens dafür vorgesehenen Fläche über der Straße landet).

Die Art und Weise, wie die Schwerkraft mit dem Fallen in Verbindung gebracht wird, lässt sie als eine Kraft erscheinen, die Gegenstände zu Boden zieht. Doch die Schwerkraft ist keine Kraft. Wie Einstein in seiner Allgemeinen Relativitätstheorie gezeigt hat, ist die Schwerkraft in Wirklichkeit eine Krümmung von Raum und Zeit. Sie wird nur der Einfachheit halber »Schwerkraft« genannt, so wie wir von Sonnenaufgang und Sonnenuntergang sprechen, obwohl sich die Sonne gar nicht über den Himmel bewegt.

Wenn wir bei der Erforschung der Natur in die Tiefe gehen, verschwinden die physikalischen Dinge, die uns so sicher erscheinen. Auf der Quantenebene blitzen subatomare Teilchen kurz auf und verlöschen wieder. Für den winzigen Bruchteil einer Millisekunde nehmen sie Raum und Zeit ein. Hier entsteht auch die Schwerkraft. Wie entsteht sie? Das ist die richtige Frage, denn jetzt befinden wir uns auf der Ebene des Kausalkörpers, und nur die eigentliche Ursache offenbart die Wahrheit über alles.

Ist der Kausalkörper auch eine Erfahrung? Nein. Der Kausalkörper ist der Ort, an dem sich die Existenz darauf vorbereitet, Erfahrungen zu schaffen. Der menschliche Geist, der Erfahrung transportiert, kann seine eigene Schöpfung nicht verstehen, so wie ein Baby sich an nichts erinnern kann, was ihm vor seiner Geburt widerfahren ist. Aber der Geist ist untrennbar mit der Art und Weise verbunden, wie Schöpfung funktioniert. Mit anderen Worten: Die kosmische Schöpfung hat eine menschliche Komponente.

Das ist eine revolutionäre Idee, denn sie widerspricht der gängigen Vorstellung, dass das Universum getrennt und unabhängig von uns ist. Um es etwas persönlicher zu machen, fragen Sie sich, warum Sie einen Körper haben. Ist er eine unabhängige Ansammlung von Zellen, Geweben und Organen, die um ihrer selbst willen existieren? Oder ist er eine Erweiterung Ihrer selbst? Die zweite Antwort ergibt mehr Sinn. Einen Anhaltspunkt liefert ein merkwürdiges medizinisches Phänomen bei Herztransplantationspatienten. Ein Teil dieser Patienten erlebt nach der Operation Halluzinationen oder sogar eine vorübergehende Psychose.

Eine weitere Gruppe solcher Patienten berichtet, dass sie plötzlich Erinnerungen haben, die nicht ihre eigenen sind. In den dokumentierten Fällen gab es Hinweise darauf, dass die jeweiligen Erinnerungen tatsächlich zu der verstorbenen Person gehörten, die ihr Herz gespendet hatte. Wäre das menschliche Herz nur ein Klumpen pulsierender Muskeln, dürfte es diese Phänomene nicht geben. Es ist fast so, als hätte der Patient, der die Erinnerungen eines Fremden erlebt, eine Gehirntransplantation erhalten. Die Antwort ist, dass alle Zellen, nicht nur die des Gehirns, an dem kreativen Prozess beteiligt sind, der von Geburt an im Körpergeist eines Menschen abläuft. Der Sinn, einen Körper zu haben, besteht darin, die Welt und den eigenen Platz darin zu erfahren.

Wir alle wissen das instinktiv. Wir betrachten die Existenz durch die Linse unserer persönlichen Erfahrung. Sie könnten zum Beispiel versuchen, einen Autounfall allein aus dem Zustand der Fahrzeuge und den Trümmern am Unfallort zu erklären. Aber was den Unfall letztendlich verursacht hat, ist etwas Menschliches – ein betrunkener Fahrer zum Beispiel oder jemand, der mit seinem Handy telefoniert hat, anstatt auf die Straße zu achten. Ohne das menschliche Element wird ein Autounfall zu einem unbedeutenden physikalischen Ereignis.

Physikalische Erklärungen sagen uns, wie die Dinge geschehen; die Erfahrung sagt uns, warum. Das klingt nach Semantik, aber der Unterschied zwischen dem »Wie« und dem »Warum« macht den entscheidenden Unterschied aus, wenn es um Liebe, Mitgefühl, Einsicht, Kreativität, Hingabe, Intelligenz und spirituelles Erwachen geht. Das »Wie« ist ein physisches Ereignis, das sich im Gehirn abspielt und bis zu Molekülen, Atomen und subatomaren Teilchen zurückverfolgt werden kann. Irgendwo auf dem Weg, wie bei einem Autounfall, geht die Erfahrung verloren. Es besteht jedoch kein Zweifel daran, dass die Liebe erst dann wirklich ist, wenn man sie erfahren hat, und dasselbe gilt für die anderen oben genannten Begriffe.

Jetzt verstehen Sie, warum die Aussage »Wirklichkeit ist Wahrnehmung« so viel Zündstoff in sich birgt. In diesen Worten steckt alles, was die menschliche Existenz ausmacht.

Nr. 2 – Die Welt ist magisch und Sie sind der Magier

Die Wirklichkeit zu erfassen, ist ein schwieriges Unterfangen. Die Vorstellung, dass die Materie aus kleinsten Teilchen, den Atomen, besteht, geht bekanntlich auf die alten Griechen zurück. Danach dauerte es mehr als zwei Jahrtausende, bis man in die feinsten Abläufe der Schöpfung vordringen konnte. Die Ironie dieser Reise besteht darin, dass das Atom im Grunde ein falsches Konzept war. Ein Atom sollte per Definition das kleinste Teilchen in der Schöpfung sein, aber auf der Quantenebene verschwinden die materiellen Dinge völlig und werden durch Schwingungen ersetzt. Es ist schwierig, den Planeten Erde als Zupfen auf einer kosmischen Gitarrensaite zu betrachten, und im Detail ist alles natürlich noch viel komplizierter. Und doch sind Schwingungen für die moderne Physik so wichtig, dass man auch jenseits des Quantenfeldes annimmt, der Zustand der Urschöpfung sei die Sphäre der schwingenden Superstrings (auch wenn es keine Möglichkeit gibt, sie zu sehen, denn die Superstrings entstehen vor Zeit und Raum).

Wenn der Mensch herausfinden könnte, wie jede Schwingung mit jeder anderen zusammenhängt (eine unmögliche Aufgabe), würde sich die verborgene Struktur des Kosmos offenbaren. Aber auch wenn das wie das Ende der Geschichte klingt, wäre es nicht einmal der Anfang. Schwingungen sind ein Paradebeispiel für »Von hier aus kann man nicht dorthin gelangen«. Mit Schwingungen geschieht etwas Magisches, das sich jeder physikalischen Erklärung entzieht. Erfahrung wird geschaffen. Die Schönheit, die wir beim Betrachten eines Selbstporträts von Rembrandt, beim Anblick eines neugeborenen Babys oder beim Hören von Johann Sebastian Bachs Musik erleben, ist das Ergebnis eines magischen Aktes, und wir sind die Magier.

Beginnen wir mit Schwingungen

Um Ihre Rolle als Magier oder Magierin anzunehmen, müssen Sie zuerst tiefer in die Schwingungen eindringen. Wie auch immer der Zustand Ihrer Psyche in diesem Moment sein mag, von hoffnungslos und deprimiert bis hin zu fröhlich und optimistisch, sie begann als eine Schwingung im Quantenfeld. Je kosmischer diese Schwingung ist, desto weniger hat sie mit Ihnen als Individuum, das dieses Buch liest, zu tun. Woher kommt also Ihre gute oder schlechte Laune? Diese Frage klingt abstrakt, aber sie führt uns über die Schwelle dorthin, wo Magie entsteht.

Alles, was Sie sehen, hören, fühlen, schmecken oder riechen, hat mit Schwingungen zu tun, genauso wie das Quantenfeld selbst. Aber Sie nehmen Ihre fünf Sinne nicht als Schwingungen wahr. Was Sie erleben, sind Qualia, die Qualitäten des Lebens, die Erfahrung möglich machen (der Begriff Qualia wurde zu Beginn von Teil Zwei dieses Buches erklärt). Die Schwingungen im Quantenfeld selbst haben keine Qualia. Das Quantenfeld ist nicht nur weder fröhlich noch traurig, es enthält auch kein Licht, keinen Ton, keine Gerüche und keine anderen Qualia. Sie entstehen nur durch das Bewusstsein, sie sind die Essenz der kreativen Intelligenz.

Der australische Neurowissenschaftler und Nobelpreisträger Sir John Eccles drückte es so aus: »Ich möchte, dass Sie erkennen, dass es in der realen Welt keine Farben und keine Geräusche gibt, nichts in dieser Art, keine Texturen, keine Muster, keine Schönheit, keinen Duft.« Eine unglaubliche Aussage. Als ob man als Zauberer von seinen eigenen Tricks getäuscht worden ist.

Eccles erklärt weiter, warum wir uns die Magie aneignen müssen. »Die ›Welt da draußen‹ wird in unserem Bewusstsein synthetisiert.« Wir alle kennen das Rätsel »Wenn ein Baum im Wald fällt, ohne dass jemand in der Nähe ist, macht er dann ein Geräusch?« Die Antwort ist nein. Geräusche brauchen jemanden, der sie hört, sonst existieren sie nicht. Photonen müssen auf die Netzhaut des Auges treffen und neuronale Impulse auslösen, die durch die Sehrinde wandern, um sichtbares Licht zu erzeugen. Die Photonen selbst sind unsichtbar.

Die vedischen Rishis haben sich schon vor Jahrtausenden mit solchen Fragen beschäftigt. Für sie ist der Kausalkörper nicht »da draußen« in Zeit und Raum, denn der Kausalkörper erschafft ja selbst Zeit und Raum. Wir alle tauchen in jeder Sekunde aus der Schattenzone zwischen Schöpfung und Urschöpfung auf – und wir bringen die Qualia mit, die dem Leben einen Sinn geben. Es ist nicht verwunderlich, dass wir auf ein so erstaunliches magisches Theater hereinfallen, das in der vedischen Tradition *maya* genannt wird. Dieses Sanskritwort wird gewöhnlich mit »Täuschung, Schein, Illusion« übersetzt, aber eine bessere Übersetzung wäre »Ablenkung«. Jeder Zauberschüler lernt, dass die Illusion auf der Bühne von der Ablenkung des Publikums abhängt. Die meisten von uns würden lieber im Publikum sitzen und über die zersägte Dame staunen, als auf der Bühne zu stehen und zu wissen, dass es sich um einen Trick handelt. Bei Maya ist es genau umgekehrt. Erst wenn man weiß, wie der Trick funktioniert, kann man das Geheimnis der Schöpfung erkennen.

Die beiden letzten Schritte – Wahrnehmung und Interpretation – erzeugen die Magie des Hörens, Sehens, Fühlens, Schmeckens und Riechens. Beispielsweise wird ein bestimmter Bereich des sichtbaren Spektrums auf magische Weise in das Rot einer Rose verwandelt, dem die wahrnehmende Person die weiche Textur der Rose und ihren berauschenden Duft hinzufügt. Der Grund, warum *Magie* eine legitime Bezeichnung für diese Transformation ist, liegt darin, dass es nicht möglich ist, Schwingungen zu mischen und anzupassen, um Qualia zu erhalten. Ein Beispiel soll dies verdeutlichen.

Ein schreiendes Baby im Nebenzimmer ist nie nur eine Ansammlung von Schwingungen, die Energie und Informationen transportieren. Es ist ein Ereignis, das interpretiert werden will. Ist das Weinen des Babys ein Zeichen von Krankheit oder Stress? Ist es nur eine vorübergehende Laune oder ein Zeichen dafür, dass das Baby hungrig ist und Milch braucht? Diese Deutungen sind entscheidend. Die gesammelten Daten sind irrelevant.

Die vedischen Rishis hingegen erklärten, dass in den *Schwingungen bereits Erfahrung enthalten* sei. Dieser Gedanke hat revolutionäre Implikationen. Die Bedeutung jeder Erfahrung ist in den Schwingungen verpackt, die eine Kette von Ereignissen auslösen. Die gesamte Reise, die mit einer schwachen Schwingung im Quantenfeld beginnt, hat Sie bei jedem Schritt im Blick, denn das Ziel ist es, Ihnen (und jedem anderen Lebewesen) eine bedeutsame Erfahrung zu ermöglichen. Das Instrumentarium der Wellenamplituden, der Energiezustände, der Position in Zeit und Raum usw. ist notwendig, aber es hat genauso wenig mit einer signifikanten Erfahrung zu tun, wie das Klacken der Saxofonklappen etwas über ein großartiges Jazzkonzert aussagt oder das Öffnen und Schließen der Stimmbänder eines Babys etwas über die Gefühle des Babys verrät. In ähnlicher Weise lassen sich Liebe, Schönheit, Wahrheit, Kreativität und inneres Wachstum nicht quantifizieren.

Der Körper, den Sie im Badezimmerspiegel sehen, ist Teil von Maya, die Sie an der Oberfläche des Lebens hält. Was die Zauberei angeht, ist dieser Trick unglaublich überzeugend. Niemand läuft herum und betrachtet den Körper, als wäre er nur ein künstliches Bild, wie ein Film. Wenn wir die Magie nicht selbst erschaffen würden, wäre Maya eine grausame Täuschung. Aber sobald Sie Ihre Rolle als Schöpfer der Magie akzeptieren, wird Maya zu dem, was sie immer war: reines Schauspiel. All ihre Tricks sind nur Theater.

Vielleicht sehnen Sie sich ja ein wenig nach der Zeit zurück, als Sie noch im Publikum saßen. Es ist aber viel besser, aufzuwachen und die unendlichen Möglichkeiten zu entdecken, die sich aus dem Bewusstsein ergeben. Sie gewinnen viel mehr, als Sie verlieren. Sie verlieren nämlich nur das, was Sie von der Wirklichkeit abgelenkt hat.

Nr. 3 –
Der Erfahrende ist zeitlos

Wenn man ein Geheimnis lüftet, taucht oft ein neues auf, und genau das passiert, wenn Sie Ihre Rolle als Magier akzeptieren. Sie treffen eine private Entscheidung, die nur »hier« stattfindet – wie kann das die Welt verändern? Sie könnten sich auch dafür entscheiden, ein Rockstar oder ein Unternehmer zu sein, aber das bedeutet nicht, dass Sie es wirklich sind. Was ist so besonders an dieser Entscheidung? Es ist ja nicht so, dass Sie sich den Schlüssel zur Magie selbst in die Hand gedrückt haben. Und jemand anderes hat es auch nicht.

Stellen Sie sich Folgendes vor: Sie gehen im Park spazieren und genießen die Sommersonne. Wer macht diese Erfahrung? Sie natürlich – die Antwort ist so einfach, dass wir sie für selbstverständlich halten. Aber es gibt einige versteckte Implikationen, die mehr über die Wirklichkeit verraten. Den ganzen Tag über kommen und gehen die Erfahrungen. Die Ereignisse von vor einer halben Stunde sind für immer verschwunden, wenn nicht etwas Unvergessliches passiert. Aber Sie, der Erfahrende, kommen und gehen nicht. In jedem Erfahrenden steckt die Fähigkeit, die Wirklichkeit zusammenzuhalten. Sonst wären wir Sklaven der Sinneseindrücke, so wie ein Baby bei jedem lauten Geräusch den Kopf dreht und jede bunte Farbe anstarrt. Das Baby hat den Erfahrenden in sich noch nicht gefunden, während ein Mensch mit fortgeschrittener Alzheimer-Krankheit den Erfahrenden in sich verloren hat.

Der Erfahrende, der lernende, empfindende, erlebende Mensch kann sich aber auch im normalen Erwachsenenleben verlieren. Wenn wir abschalten, uns ablenken lassen, nicht mehr aufpassen, schläfrig werden oder uns von Ängsten überwältigt fühlen, dann verliert der Erfahrende den Kontakt zu seiner eigenen Wirklichkeit. Der Zustand des Gewahrseins verändert sich. Weil wir so anfällig für die Höhen und Tiefen des Lebens sind, werden wir blind für die Tatsache, dass es einen ewigen, unveränderlichen Erfahrenden geben *muss*. Es existiert eine seltene Erkrankung des Gehirns, die zum Verlust aller fünf Sinne (Sehen, Hören, Fühlen, Schmecken und Riechen) führt. Dennoch weiß der Erfahrende, dass dieser totale Verlust eingetreten ist. Ein anderes Beispiel: Tiefer, traumloser Schlaf scheint alle Erfahrungen auszulöschen, aber fortgeschrittene Yogis bezeugen, dass sie sich auch im tiefsten Schlaf ihres Ichs völlig bewusst sind und sagen, dies sei eine Erfahrung von ultimativem Frieden und Glückseligkeit.

Zeugenbewusstsein

Die vedischen Rishis nannten den ewigen Erfahrenden den Zeugen. Damit der Zeuge wirklich ist, müssen Sie ihn erfahren. Das ist ganz einfach, wenn eine Erfahrung Ihre Aufmerksamkeit erregt. Wenn Sie ein vom Hubble-Teleskop gemachtes Foto betrachten, das rotierende Galaxien zeigt, die so zahlreich sind wie Sandkörner am Strand, können Sie so beeindruckt sein, dass Sie aufhören zu denken und einfach als stiller Zeuge existieren. Schwieriger ist es, die unveränderliche Natur dieses Zeugen zu erfahren. Gelingt Ihnen das, werden Sie erkennen, dass Sie Ihr ganzes Leben lang weder von irgendwoher gekommen noch irgendwohin gegangen sind. Der einzige Grund, warum dies seltsam oder unglaublich erscheint, ist Ihre nachlassende Aufmerksamkeit.

Unstete Aufmerksamkeit reicht aus, um zu vergessen, wer man eigentlich ist. Katzen lassen sich von Laserpointern hypnotisieren. Nimmt eine Katze einen auf den Boden gerichteten roten Laserpunkt wahr, ist die Jagd eröffnet. Die Katze folgt dem Laser überallhin. Spott über das »dumme Tier« ist hier völlig fehl am Platz, denn Menschen jagen ebenso obsessiv Fixierungen hinterher. Das nächste Vergnügen, das Sie haben könnten, existiert noch nicht, es ist nur eine Möglichkeit. Und doch verfolgen wir alle solche Träume.

Wenn Sie es gewohnt sind, sich Sorgen zu machen, nützt es Ihnen wenig, wenn Ihnen jemand sagt, dass 99 Prozent der Dinge, über die Sie sich den Kopf zerbrechen, nie geschehen werden. Ein grübelnder Geist bleibt an der Gewohnheit der ängstlichen Fixierung hängen.

Wenn Sie sich die Frage vom Anfang dieses Kapitels stellen: »Wer macht diese Erfahrung?«, dann muss die Antwort nicht unbedingt ein Mensch sein. Eine Zelle, ein Körpergewebe, ein Organ, ein System und der ganze Körper stellen völlig unterschiedliche Ebenen der Erfahrung dar. Und doch gibt es einen stillen, unveränderlichen Erfahrenden, der sie alle vereint: Auf jeder Ebene der Natur blickt das Bewusstsein durch die Linse des Zeugen. Wenn Sie im Zustand der Zeugenschaft sind,

empfinden Sie eine tiefe Zufriedenheit;

erleben Sie die Befriedigung, jetzt hier zu sein;

denken Sie nicht so viel nach;

lassen Sie sich nicht von Angst überwältigen;

hören Sie auf, sich Sorgen darüber zu machen, was als Nächstes passieren könnte;

hören Sie auf, sich auf die Dinge zu fixieren, die Ihnen fehlen;

wissen Sie zu schätzen, was Ihnen geschenkt wird;

genießen Sie innere Ruhe und Frieden;

ist Ihr Herz erfüllt;

fühlen Sie sich zugehörig.

Solche Momente gibt es im Leben eines jeden Menschen, aber wir nehmen sie nicht wahr oder schätzen sie nicht genug. Wenn Sie nachts einschlafen (oder selbst, wenn Sie ins Koma fallen würden), wendet der Zeuge seine Aufmerksamkeit nicht ab, und Ihr Körper wird versorgt. Irgendwie weiß das Bewusstsein, was zu tun ist. Der ewige Zeuge ist auf jeder Ebene der Existenz notwendig. Deshalb ist es viel besser, mit dem Zeugen in Verbindung zu sein, als den Kontakt zu verlieren. Der Zeuge ist nicht passiv, sondern dynamisch, mit Möglichkeiten am Rande der Schöpfung.

Sie können den Zeugen wahrnehmen, indem Sie Ihren Geist in dieser Minute beobachten. Achten Sie auf den nächsten Gedanken oder das nächste Gefühl. Die Erfahrung ist flüchtig. Wenn der Gedanke oder das Gefühl wieder verschwindet, entsteht eine Lücke der Stille. Aber diese Stille ist alles andere als leer. Aus ihr wird der nächste Gedanke oder das nächste Gefühl hervorgehen. Tatsächlich ermöglicht der Zeuge Gedanken und Gefühle. Er fügt die Komponente des stillen Gewahrseins hinzu.

Sie können nicht wählen, ob Sie einen Zeugen wollen oder nicht. Es geht einfach nicht ohne ihn, so wie eine Filmvorführung nicht ohne Leinwand auskommt. Wäre der Zeuge nur passiv, hätte es wenig Sinn, sich mit ihm zu identifizieren. Viel spannender ist es, sich mit dem Ego und seinem Drama zu identifizieren. Aber Dramen sind bekanntlich unvorhersehbar, und jeder Handlungsstrang kann eine böse Wendung nehmen. Wenn Sie auf der Ebene Ihrer Geschichte leben, die Ihr Verstand geschaffen hat, bauen Sie alles auf Treibsand. Das Ego ist sich dessen bis zu einem gewissen Grad bewusst und klammert sich wie ein Seestern an einen Felsen, um nicht von der Flut weggespült zu werden. Aber was für Seesterne funktioniert, funktioniert nicht für Menschen.

Sobald Sie wissen, dass es den Zeugen gibt, werden Sie ihn öfter wahrnehmen und Sie können versuchen, in ständigem Kontakt mit ihm zu bleiben. Sie wissen bereits, dass Sie der oder die Erfahrende sind, wenn es um die fünf Sinne geht, und für viele Menschen ist das im Grunde ausreichend. Sie sind mit sinnlichem Begehren beschäftigt – nicht nur mit sexuellem Verlangen, sondern mit all den begehrenswerten Dingen, die man sehen, hören, berühren, schmecken und riechen kann – und haben damit genug zu tun. Sie sind nicht neugierig darauf, wer der Erfahrende wirklich ist oder warum sich jemand dafür interessieren sollte.

Diese Situation kann durch eine einfache Übung umgekehrt werden. Setzen Sie sich ruhig hin und machen Sie die Übung, nachdem Sie die Beschreibung gelesen haben: Legen Sie das Buch weg und beobachten Sie, wie Ihre Gedanken kommen und gehen. Dabei spielt es keine Rolle, ob es sich um banale oder wichtige Gedanken handelt. Jeder Gedanke funktioniert auf die gleiche Weise. Ein Gedanke taucht auf und verschwindet. Es gibt einen Zwischenraum der Stille, dann taucht der nächste Gedanke auf und vergeht wieder. Nachdem Sie diese einfache Beobachtung gemacht haben, nehmen Sie das Buch wieder zur Hand.

Der Grund, warum Sie denken können, liegt nicht in Ihren Gedanken, so erstaunlich das auch klingen mag. Sehen Sie sich die folgende Buchstabenfolge an: AufderLärchesangeineLerche. Die Sequenz erhält erst durch die Lücken zwischen den Buchstaben eine Bedeutung (Auf der Lärche sang eine Lerche). Genauso braucht es eine Lücke des Schweigens zwischen Ihren Gedanken, damit Sie denken können. Diese Lücke ist nicht leer, sie enthält Intelligenz. Deshalb können Sie auch Lärche und Lerche unterscheiden, wenn Sie den Satz nicht lesen, sondern hören. Die Wörter klingen gleich, und Sie verstehen den Unterschied, weil Sie auf Ihr stilles Wissen zurückgreifen. Dabei *tun Sie eigentlich nichts*. Das Wissen ist einfach ein Teil Ihres Bewusstseins.

Der Raum zwischen den Gedanken enthält alles Wissen. Sie haben keinen riesigen Vorrat an Karteikarten, die Sie jedes Mal zu Rate ziehen. In der obigen Übung haben Sie auf den Zeugen zurückgegriffen. Wie wir gesehen haben, ist der Erfahrende auch der Wissende. Ohne etwas zu tun, verfügen Sie über alle möglichen Arten von Wissen, die Ihre Existenz ermöglichen. Hier einige Beispiele:

- Sie wissen, dass Sie existieren und lebendig sind.
- Sie wissen, wo Sie sind.

- Sie wissen, dass Sie Sie selbst sind und nicht jemand anderes.
- Sie wissen, was Ihre Gedanken bedeuten.
- Sie wissen, wie Sie Ihre Aufmerksamkeit auf etwas konzentrieren können.
- Sie wissen, wie Sie aufhören können zuzuhören.
- Sie wissen, welche Worte Sie für das, was Sie sagen wollen, wählen können.
- Sie wissen, wo Ihre Wissenslücken sind.
- Sie wissen, wie Sie Ihre Muskeln betätigen können.

Einmal begonnen, lässt sich diese Liste des stillen Wissens fast endlos verlängern. Stilles Wissen braucht keine Energie. Deshalb ist das Gehirn, das für jeden noch so kleinen Vorgang Energie benötigt, nicht das Zuhause des Erfahrenden oder des Zeugen. Der Erfahrende ist sein eigenes Zuhause. Sie besuchen ihn in den Lücken zwischen den Gedanken.

Hier eröffnet sich eine verlockende Möglichkeit. Wenn das stille Wissen alle Gedanken erschafft, dann erschafft es vielleicht auch alle Erfahrungen, denn die Gedanken sind nicht unsere einzige Erfahrung »hier drinnen«. Wir machen die Erfahrung, dass wir träumen, uns etwas vorstellen, uns wundern, fühlen, etwas spüren, innere Bilder sehen, und so weiter. All dies wäre ohne den Zeugen nicht möglich. Es muss eine Lücke zwischen zwei Erfahrungen geben, und in dieser Lücke ist der Zeuge zu Hause. Plötzlich erscheint das stille innere Wissen als das Wichtigste auf der Welt.

Nr. 4 – Unendlichkeit ist die neue Normalität

Um herauszufinden, wer wir wirklich sind, müssen wir an einen Ort gehen, an den wir kaum denken – die Unendlichkeit. In einem kleineren Bezugssystem fühlen wir uns wohler. Der physische Körper ist ein natürlicher Bezugsrahmen, da er täglich gepflegt und ernährt werden muss und uns als Schutz vor der Außenwelt dient, wie eine Holzfällerhütte im Wald. Obwohl der menschliche Körper instabil ist und Krankheiten sowie dem Alterungsprozess unterliegt, identifizieren wir dieses fragile Lebenserhaltungssystem als »meinen« Körper. Die Unendlichkeit hingegen erscheint uns unerreichbar weit weg. Sie ist für uns unvorstellbar.

Wenn Sie jedoch den Quantenkörper als »meinen« Körper betrachten, werden Sie sofort zu einem unendlichen Wesen, weil der Quantenkörper die Realität des Quantenfeldes annimmt, das in alle Richtungen unendlich ist. Das klingt vielleicht nicht nach einem Vorteil, aber bedenken Sie, dass das Quantenfeld nicht altert und nicht krank wird. So erstaunlich das menschliche Genom auch ist, die DNA in den menschlichen Zellen bleibt über die Jahre nicht intakt. Einer der schädlichsten Abbauprozesse findet am Ende eines DNA-Stranges statt, der Telomer genannt wird. Telomere sind sozusagen Schutzkappen an den DNA-Strängen, die mit zunehmendem Alter immer kürzer werden und dann ihre Schutzfunktion nicht mehr so gut ausüben können. Diese Verkürzung der Telomere spielt eine zentrale Rolle im Alterungsprozess des Menschen.

Ihr Quantenkörper hingegen bleibt immer derselbe und unterliegt keinen Zersetzungsprozessen, denn das Unendliche hat weder Anfang noch Ende. In der *Bhagavadgita* drückt Krishna genau dies aus, wenn er zu dem Krieger Arjuna über die verborgene Essenz des Lebens spricht: »Waffen können sie nicht vernichten, Feuer kann sie nicht verbrennen; Wasser kann sie nicht durchnässen, und Wind kann sie nicht austrocknen«. Über die Jahrhunderte hinweg bezieht sich »sie« auf die göttliche Natur in uns allen. Sie zu finden und entsprechend zu leben, ist das Ziel des spirituell Suchenden. Die Worte Krishnas können als Glaubensgrundsatz betrachtet werden, ähnlich den Glaubensbekenntnissen, wie sie in anderen religiösen Texten zum Ausdruck kommen.

In der modernen säkularen Welt jedoch wird *sie* besser als *er* beschrieben, nämlich als Quantenkörper. Allein die Tatsache, dass er abstrakt ist, bewahrt uns vor der Illusion, dass Gott oder die Götter wankelmütige Wesen mit starken Stimmungsschwankungen sind, bei denen man nie sicher sein kann, ob sie auf Rache aus sind oder ein gnädiges Gesicht zeigen. Der Quantenkörper existiert in einem unendlichen Feld, das keine persönlichen Eigenheiten hat und ist daher nicht je nach Laune zornig oder liebevoll (der Ehrlichkeit halber muss natürlich auch angemerkt werden, dass bisher niemand die Existenz solcher Emotionen bei irgendeinem Gott nachweisen konnte). Stattdessen ist der Quantenkörper der Ursprung jeder Erfahrung, die jemand jemals gemacht hat oder machen wird. Wir sollten die Unendlichkeit als normal betrachten. Als Bezugssystem umfasst sie alles Menschliche und erweitert unsere Reichweite über das Endliche hinaus.

Die unendliche Reise

Unendlichkeit ist ein schwer fassbarer Begriff. Er bezieht sich nicht auf etwas sehr Großes oder etwas, das die Vorstellungskraft übersteigt, sondern auf etwas, das nicht in Raum und Zeit passt – also das Unbegrenzte. Wie lässt sich das auf einen normalen Lebenszusammenhang übertragen? Nehmen wir die größte Bibliothek der Welt, die Berliner Staatsbibliothek mit ihren 23,4 Millionen Bänden. Man kann diese Zahl verdoppeln, wenn man jedes Buch in eine andere Sprache übersetzt. Würde man jedes Buch in alle lebenden Sprachen der Welt – etwa 7000 – übersetzen, müsste die Bibliothek viele Milliarden Bücher umfassen. Ändert man nun in jedem Buch das erste Wort und fügt die neue Version als neues Buch hinzu, dann das zweite Wort, das dritte usw., so geht die Zahl der Bücher in die Billionen.

Das klingt nach einem guten Weg in die Unendlichkeit, ist es aber nicht. Egal wie groß die Bibliothek wäre, die Anzahl der Bücher wäre immer noch endlich. Dennoch haben wir auf viel einfachere Weise ständig Zugang zur Unendlichkeit. Jedes Wort, das wir sprechen, jeder Gedanke, den wir denken, verwendet eine begrenzte Anzahl von Wörtern aus einem begrenzten Wortschatz. Dieser wird durch Kreativität in Unendlichkeit verwandelt. Sprachwissenschaftler schätzen, dass die deutsche Sprache etwa 400 000 Wörter umfasst. Keine deutsche Muttersprachlerin wird alle diese Wörter kennen, und das ist auch nicht nötig. Jeder Mensch kann mit den Wörtern, die er kennt, egal wie viele es sind, etwas Originelles denken oder sagen. Egal wie viele Sätze von allen Menschen, die je gelebt haben, schon gesagt worden sind, es gibt immer noch mindestens genauso viele Sätze, die bisher nie formuliert worden sind. Eigentlich unendlich viele, denn es sind keine Grenzen denkbar, was ein Mensch sagen kann (mathematisch bewiesen durch die Tatsache, dass man einer noch so langen Zahlenreihe immer noch eine weitere Zahl hinzufügen kann, ad infinitum).

Der Mensch lebt in einem Feld endloser Möglichkeiten, nicht nur in Worten und Gedanken, sondern auch in Taten, Träumen, Sehnsüchten, Beziehungen usw. Was machen Sie also mit Ihrem Anteil an der Unendlichkeit? Ihre Antwort könnte sehr kurz ausfallen, wenn Sie deprimiert, arm und einsam sind, oder sehr ausführlich, wenn Sie der nächste Einstein sind. Aber die Existenz der unendlichen Zahl der Möglichkeiten ändert sich nie. Jeder ist Teil derselben ewigen Reise von hier in die Unendlichkeit.

Das mathematische Symbol für die Unendlichkeit (die »liegende Acht«) ist Ihnen sicher bekannt. Es ist sehr alt und findet sich in vielen Kulturen, insbesondere bei den Wikingern, wo es ein zentraler Bestandteil ihrer Mythologie war. Aber was dieses Symbol darstellt, ist viel älter: die Ewigkeit oder das Leben ohne Ende. Das Unendlichkeitssymbol hat keinen Anfang und kein Ende. Es ist wie die Schlange, die sich selbst in den Schwanz beißt, in der Mythologie Ouroboros genannt. Wenn Sie das Symbol jedoch um 90 Grad drehen (siehe unten), erhalten Sie etwas Überraschendes: die ewige Reise, auf der sich jeder und alles befindet.

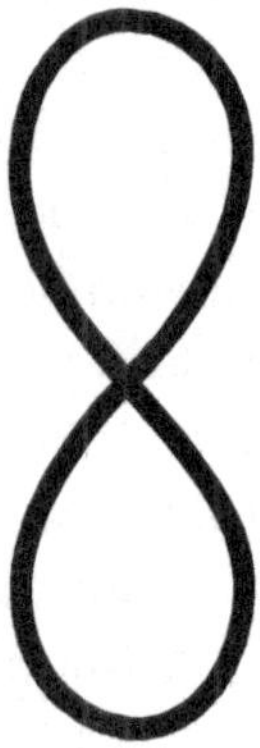

Dies sieht nicht wie die Karte einer Reise aus, bis wir eine Änderung vornehmen.

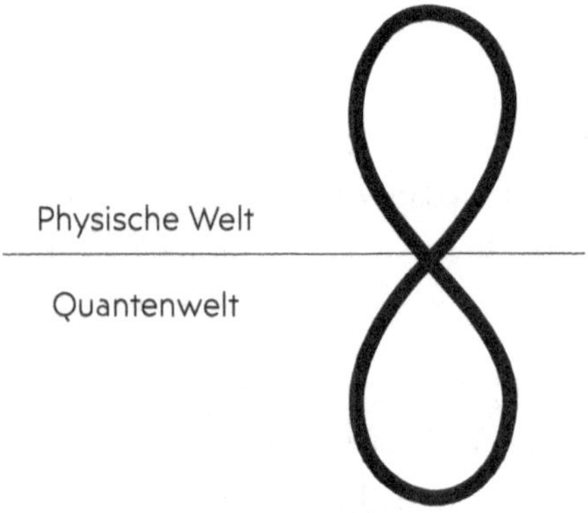

Die Realität ist fließend. Alles bewegt sich in einer Schleife zwischen der physischen (oder makroskopischen) Welt und dem Quantenbereich. Was wir täglich erleben, findet an der Schnittstelle zur

Unendlichkeit statt. Die Tatsache, dass der Weg eine Rückkopplungsschleife ist, spielt eine entscheidende Rolle. Anders als ein Schlittschuhläufer, der mit perfekter Präzision immer wieder die gleiche Acht abfährt, verändern Sie sich jedes Mal, wenn Sie die Linie, die Ihren physischen Körper von Ihrem Quantenkörper trennt, in die eine oder andere Richtung überqueren.

Ein minimaler Impuls reicht aus, um das gesamte Rückkopplungssystem ins Wanken zu bringen, so wie beim sogenannten Schmetterlingseffekt selbst der schwache Flügelschlag eines Schmetterlings langfristig zu einer Änderung des großräumigen Wettergeschehens führen kann. Das Beispiel stammt aus der Chaostheorie und ist als Metapher für kleine Ursachen mit großer Wirkung gedacht. Ersetzen Sie den Flügelschlag des Schmetterlings durch die Worte »Ich liebe dich«, die Ihnen ins Ohr geflüstert werden, oder durch die Worte »Ihr Bankkonto ist leer«. In beiden Fällen würde Ihr Körper reagieren und zum Beispiel Ihren Blutdruck und Ihre Herzfrequenz verändern. Eine winzige Ursache kann Ihre gesamte Realität auf den Kopf stellen, wenn die Folgen schwerwiegend genug sind.

Die logische Schlussfolgerung ist, dass die Reise in den und aus dem Quantenbereich zu einer unendlichen Anzahl von Transformationen führt, die in Geist und Körper stattfinden können. Der nächste Gedanke oder das nächste Wort könnte trivial, weltbewegend oder irgendetwas dazwischen sein. Als Bezugssystem ist nichts menschlicher als die Unendlichkeit.

Nr. 5 – Das Gehirn ist nicht der Geist

Theorien können danach beurteilt werden, was sie mit einbeziehen, aber auch danach, was sie ausklammern – je weniger, desto besser. Eine Menge bleibt außen vor, wenn eine Theorie das Gehirn mit dem Geist verwechselt, was leider relativ häufig vorkommt. Die große Mehrheit der Neurowissenschaftler setzt das Gehirn mit dem Geist gleich. Für sie wird das Sehen von der Sehrinde im Großhirn erzeugt, das Hören von der Hörrinde, das Riechen vom Riechkolben und so weiter.

Mit einer detaillierten Karte des Gehirns, so die Vorstellung, wird die Wissenschaft in der Lage sein, den genauen Bereich der Gehirnzellen zu bestimmen, in dem ein Gedanke oder ein Gefühl entsteht. Der fatale Irrtum bei dieser Sichtweise besteht darin, dass das Gehirn keine Erfahrungen macht – es gibt nur weiter das, was der Geist erfährt. Wenn Sie rechnen können, heißt das, Ihr Gehirn kann rechnen? Wenn Sie Schokolade lieben, bedeutet das, dass Ihr Gehirn Schokolade liebt? Ist Ihr Gehirn deprimiert, begeistert, ängstlich oder triumphierend? Die richtige Antwort auf all diese Fragen lautet: Nein. Warum behauptet die Medizinwissenschaft dann immer noch, dass das Gehirn für den Geist verantwortlich ist?

Ein Grund dafür ist der Straßenlampeneffekt, der seinen Namen einem alten Witz verdankt. Ein Mann kriecht auf Händen und Knien unter einer Straßenlaterne. Ein Passant fragt ihn, was er da mache, und der Mann antwortet: »Ich suche meine Schlüssel.« Der Passant kniet sich hin, um ihm zu helfen, aber nach ein paar Minuten fragt er: »Sind Sie sicher, dass Sie Ihre Schlüssel hier verloren haben?«

»Nein«, antwortet der leicht betrunkene Mann, »ich habe sie im Park verloren.«

»Warum suchen Sie dann hier?«, fragt der Passant.

»Weil das Licht hier besser ist«, sagt der Mann.

Beim Straßenlampeneffekt handelt es sich also um eine Tendenz, dorthin zu schauen, wo die Suche am einfachsten erscheint. Es ist viel einfacher, das Gehirn zu betrachten als den Geist, und auf CT-Scans und fMRI-Scans leuchten die Bilder des Gehirns buchstäblich auf. Und nicht nur das, sie leuchten auch in Bereichen auf, die mit verschiedenen Arten von geistiger Aktivität in Verbindung gebracht werden. Früher waren Gehirnscans eher grob und maßen kleine Veränderungen im Blutfluss, die auf dem Bild als »heiß« oder »kalt« erschienen. Inzwischen ist die Technologie jedoch so weit fortgeschritten, dass einige innovative Forscher sogar behaupten, sie könnten anhand der Gehirnaktivität genau erkennen, was eine Person denkt oder fühlt.

Wenn Sie glauben, dies seien ausreichende Beweise für die Gleichung Gehirn = Geist, haben Sie das Bewusstsein seiner eigenen Existenz beraubt. Dann ist für Sie das Bewusstsein nur ein weiteres Muster von heißen und kalten Stellen im Gehirn – mit anderen Worten, ein Nebenprodukt – wie die Wärme, die ein Lagerfeuer abgibt. Sie meinen dann, dass die Materie vor dem Geist kommt, was das Gegenteil von dem ist, was dieses Buch zu erklären versucht.

Die große Kluft

Der Streit über »zuerst der Geist« oder »zuerst die Materie« hat eine große Kluft geschaffen, die scheinbar nur Wissenschaftler und Philosophen betrifft, in Wirklichkeit aber das Leben eines jeden Menschen berührt. Wenn wir nicht akzeptieren, dass das Bewusstsein der Ursprung der Schöpfung ist, verwerfen wir gleichzeitig die kreative Intelligenz und damit verbundene Konzepte wie die Weisheit des Körpers. Sogar die Verbindung zwischen Geist und Körper gerät in den Verdacht, eine Fiktion zu sein, wenn doch alles eine physische Ursache hat.

Es lohnt sich, einen Moment innezuhalten und all die Schwächen und Irrtümer aufzuzählen, die mit der Annahme verbunden sind, dass das Gehirn das Bewusstsein, mit anderen Worten den Geist, erschafft:

Warum der Geist nicht dasselbe ist wie das Gehirn

Das Gehirn besteht aus normalen Atomen und Molekülen. Atome und Moleküle denken nicht. Das Gehirn hat kein Licht und keinen Ton in seinem grauen, breiigen Gewebe.

Es gibt keine Bilder und keine Musik im Gehirn, und trotzdem sieht man irgendwie Bilder und hört Musik.

Niemand weiß, wie das Gehirn aus Milliarden verstreuter Datenbits eine komplette dreidimensionale Welt zusammensetzen kann. Das wäre so, als würde man mehr Drähte an ein Telefonsystem anschließen und behaupten, es habe gelernt, Englisch zu sprechen.

Es gibt keinen Ort im Gehirn für das Selbst, das »Ich«, mit dem wir uns alle identifizieren.

Lebenswichtige Vorgänge wie das Abspeichern und Abrufen von Erinnerungen sind nach wie vor rätselhaft und konnten von keinem Wissenschaftler befriedigend erklärt werden. Die Bereiche des Gehirns, die für das Gedächtnis zuständig sind, sind wie gefüllte Bücherregale, nur dass der Inhalt der »Gehirnregale« unsichtbar ist. Es bleibt unerklärlich, was in diesen Bereichen gespeichert wird und warum eine Erinnerung gespeichert wird und eine andere nicht.

Es gibt keinen Beweis dafür, dass das Gehirn irgendeine Art von Erfahrung hat. Es hat lediglich elektrochemische Aktivität.

Diese Liste von Ungereimtheiten und Diskrepanzen sollte ausreichen, um jeden davon zu überzeugen, dass das Gehirn den Geist nicht erschafft. In der Umgangssprache sagen wir »Hier scheiden sich die Geister« und nicht »Hier scheiden sich die Gehirne«. Genauso wenig wie ein Klavier entscheidet, welches Musikstück es spielt, trifft das Gehirn irgendeine Entscheidung. Menschen halten inne, machen eine Pause, bevor sie eine Entscheidung treffen, sei sie so einfach wie die Wahl eines Gerichts auf einer Speisekarte oder so kompliziert wie eine Heirat oder ein Jobwechsel. Aber das Gehirn hat keine Pausentaste. Jedes Gehirnsignal geschieht augenblicklich im gegenwärtigen Moment und daher ist es schwer vorstellbar, dass die grauen Zellen eine Speisekarte studieren, bevor sie entscheiden, was sie bestellen.

Ihr Gehirn wird Sie niemals zu erweitertem Gewahrsein oder höheren Bewusstseinszuständen führen. Es ist lediglich ein fest eingebautes Werkzeug. Die Funktionsweise dieses Werkzeugs ist flexibel und wird als »Neuroplastizität« bezeichnet. Neuroplastizität sorgt dafür, dass sich in geschädigten Bereichen des Gehirns neue Gehirnzellen bilden können. Ihr ganzes Leben lang werden neue Verbindungen von einer Gehirnzelle zur nächsten hergestellt, und zwar mit Hilfe von Dendriten, den Zellfortsätzen der Nervenzellen (so genannt, weil sie sich wie ein Baum verzweigen, und *dendron* das griechische Wort für »Baum« ist).

Trotz dieser bemerkenswerten Flexibilität kann sich das Gehirn nicht im Hier und Jetzt entwickeln; das höhere Gehirn, das den *Homo sapiens* von allen anderen Lebewesen unterscheidet, hat Millionen von Jahren gebraucht, um sich zu entwickeln. Das Denken hingegen kann, ja muss sich sofort entwickeln. Sonst würden wir immer noch wie Kleinkinder denken und hätten nie lesen gelernt. Der Erwerb einer neuen Fähigkeit ist ein evolutionärer Prozess, der immer vom Geist gesteuert wird. In einem praktischen Sinn ist »Geist zuerst« Teil unserer Gebrauchsanweisung bei der Geburt.

Wer die höchsten Erfahrungen im Leben machen will – Liebe, Mitgefühl, Frieden, Kreativität, Einsicht, Intelligenz, Empathie und inneres Wachstum – muss sie im Bewusstsein suchen und finden. Die Motivation zur Suche liegt im Bewusstsein, denn die kreative

Intelligenz trifft von Natur aus nur evolutionäre Entscheidungen. Sie entwickelt sich aus sich selbst heraus, während das Gehirn, auch wenn es für Veränderungen empfänglich ist, weitgehend auf der Basis alter Konditionierungen arbeitet und sich auf seine Standardeinstellungen verlässt.

Wir sollten also feiern, dass das Gehirn nicht der Geist ist. Die Neurowissenschaften versprechen für die Zukunft große Fortschritte, und die Medizin hat enorm von der Hirnforschung profitiert. Aber es lohnt sich, daran zu erinnern, dass, so großartig der nächste medizinische Fortschritt auch sein mag, es der Geist war, der Shakespeares Sonette erschaffen hat. Das Gehirn hat damit nichts zu tun.

Nr. 6 – »Ich« ist eine schlechte Angewohnheit

Aus der Quantenperspektive ist das Ego eine schlechte Angewohnheit, die wir nicht abgelegt haben. Zu den häufigsten Wörtern der deutschen Sprache gehört neben den Artikeln »der«, »die«, »das« auch das Personalpronomen »ich«. Es konzentriert sich auf das, was wir denken, sagen und tun, und trennt das Individuum von allen anderen Ichs in der Welt. Dank des Ichs gehen Sie nicht in einer Menschenmenge auf wie die Wellen im Ozean. Aber aus der Sicht des Quantenfeldes (und auch die vedische Tradition würde dem zustimmen) sind Sie wie eine Welle <u>auf</u> dem Ozean.

Das ist keine metaphysische Haarspalterei. Die eigene Identität hängt davon ab. Sind Sie getrennt, isoliert und auf sich allein gestellt, oder sind Sie Teil des Ganzen und verschmelzen mit der kosmischen Existenz? Für die meisten Menschen scheint dies keine praktische Wahl zu sein (wenn sie überhaupt je davon gehört haben, was zweifelhaft ist). Für die überwältigende Mehrheit hat das »Ich« schon vor langer Zeit ihren Lebensplan festgelegt, der wie ein Zickzackweg zwischen »Ich will X« und »Ich will Y nicht« verläuft.

Jeder von uns hat mit dem »Ich« gelebt, das neben uns hergeht, alles überwacht, was geschieht, und die Geschichte erfindet, in der es der Protagonist ist. Das »Ich« fügt sich so selbstverständlich in das Schema unseres Lebens ein, dass wir es kaum für möglich halten, dass es eine geistige Erfindung ist, eine fatal unvollkommene noch dazu. Wie heißt es doch so schön? *Nichts ist real, wenn es nicht für einen selbst real ist.* Betrachtet man die Welt durch das Prisma einer isolierten, begrenzten, getrennten Identität – der Definition von »Ich« – ist nur die physische Welt real.

Die Gewohnheit des »Ich« verbirgt Ihr wahres Selbst. Sie sind kein isolierter Geist, der in einem physischen Körper gefangen ist. Sie sind der Fluss der kreativen Intelligenz. An Ihrer Quelle, wo der Kausal- und der Quantenkörper verschmelzen, sind Sie das Bewusstsein selbst. Das ist Ihr wahrer Zustand, während alles, was Ihnen Ihr Ego erzählt, mit Selbstzweifel, Unsicherheit und Angst verbunden ist. Dies führt dann zu häufigen ängstlichen Gedanken wie »Was ist mit mir?« oder »Was wird mit mir passieren?«.

Die fünf *Kleshas*

In der psychiatrischen Praxis ist das als »Ich-Psychologie« bekannte Gebiet viel zu komplex, um von einem Laien verstanden zu werden. Aber die vedischen Rishis brachten es auf den Punkt, als sie die Mängel des »Ich« in fünf Störfaktoren des Geistes zusammenfassten, die die Hauptursache für Schmerz und Leid sind. Sie nannten sie *kleshas*. Immer dann, wenn Sie Angst haben, dass Ihnen etwas zustoßen könnte, und Sie sich in Gedanken schlimme Szenarien ausmalen, ist einer der fünf Kleshas am Werk. Kleshas sind leidbringende Anhaftungen, die den Geist an der Oberfläche halten und ihn daran hindern, sein wahres Selbst zu erfahren. Sie beschwören im Geist das Gespenst des Leidens herauf, auch wenn es gar kein Leid gibt.

Die fünf Kleshas sind:

1. Unwissenheit (die Unfähigkeit, das Wahre vom Falschen zu unterscheiden)
2. Egoismus (Ich-Bezogenheit; Identifikation mit dem »Ich«, dem individuellen Selbst)
3. Zuneigung, Anhaftung (das Festhalten an bestimmten Dingen, den Objekten der Begierde)
4. Abneigung, Nicht-Mögen (Ablehnung anderer Dinge, der Objekte der Abscheu)
5. Angst vor dem Tod

Diese fünf Quellen des Leidens sind alle vom Geist erschaffen. Sie existieren weder im Quantenkörper noch im physischen Körper – eine Leber- oder eine Herzzelle hat keine Probleme mit dem Ego oder Anhaftung. Zellen fürchten sich nicht vor dem Vergehen. Im Gegenteil, der Zelltod, die so genannte »Apoptose«, ist für die Zelle vorgesehen und programmiert, um Platz für jüngeres Gewebe zu schaffen.

Das Ego will uns unter anderem davon abhalten, uns unseren tiefsten Ängsten zu stellen, die jedoch direkt unter der Oberfläche existieren und uns mit den fünf Kleshas verstricken. Nach Ansicht der vedischen Rishis ist diese Verstrickung jedoch völlig unnötig. Was der Geist erschaffen hat, kann er auch wieder auflösen. Wir können den Kleshas ihre Kraft nehmen und sie schließlich ganz auslöschen.

1. Unwissenheit (die Unfähigkeit, das Wahre vom Falschen zu unterscheiden)

Der erste Klesha bereitet den Boden für die anderen vier, daher ist die Überwindung dieses Kleshas am wichtigsten. Unwissenheit bedeutet, sich selbst als isoliertes Wesen zu betrachten, das in einem physischen Körper gefangen ist. »Ich bin dieser Körper« ist genauso falsch wie »Ich bin in diesem Körper«. In Wirklichkeit ist der physische Körper das Produkt des Flusses der kreativen Intelligenz. Er ist ein Prozess, der stattfindet, wenn das Bewusstsein sich in die physische Welt verwandelt. »Ich bin Bewusstsein« lässt die von der Unwissenheit geschaffene Illusion platzen.

2. Egoismus (Ich-Bezogenheit; Identifikation mit dem »Ich«, dem individuellen Selbst)

Sobald der erste Klesha greift und eine Isolation im physischen Körper schafft, gewinnt das Ego an Bedeutung. Das »Ich« erhält die Aufgabe, im Körper zu überleben, und eine Flut von Begierden entsteht als Reaktion auf Lust und Schmerz. Das Ego wird zur Identität des Menschen. Anstatt zu erkennen: »Ich bin das Bewusstsein«, glaubt jeder: »Ich bin meine Geschichte und ich will die beste Geschichte für mich, die ich bekommen kann«.

3. Zuneigung, Anhaftung (das Festhalten an bestimmten Dingen, den Objekten der Begierde)

Sobald man sich mit seiner Geschichte identifiziert hat, sind bestimmte Erfahrungen erstrebenswerter als andere. Der nächste Schritt ist das Festhalten an diesen Wünschen. Das »Ich« verschmilzt mit dem »Mein«. All die Dinge, mit denen wir uns umgeben, um uns wertvoller und erfolgreicher zu fühlen – eine solide Karriere, ein schönes Haus, Geld auf der Bank usw. – werden wir nur sehr schwer loslassen können. Sie zu besitzen ist so persönlich, dass die Anhaftung unser Dasein beherrscht.

4. Abneigung, Nicht-Mögen (Ablehnung anderer Dinge, der Objekte der Abscheu)

Das Gegenteil von Zuneigung ist Abneigung – wir lehnen Dinge, die wir nicht mögen, ebenso ab, wie wir an Dingen, die wir wollen, festhalten. Die Abneigung gegen körperlichen Schmerz ist natürlich, aber viel stärker ist die psychologische Abneigung. Wenn man sich als kleines Kind auf dem Spielplatz den Knöchel bricht, wird dieser Schmerz wahrscheinlich keinen bleibenden Eindruck bis ins Erwachsenenleben hinterlassen. Wer aber in der Schule Opfer von Mobbing wird, den kann das nachhaltig beeinflussen, oft ein Leben lang.

5. Angst vor dem Tod

Die ultimative Abneigung bezieht sich auf den Tod, den man als eine Art Vernichtung fürchtet. Dieser Klesha vervollständigt die Wirkung des ersten Kleshas, denn wenn wir uns mit unserem Körper identifizieren, identifizieren wir uns auch mit seinem Tod. Jedes Mal, wenn wir unseren Körper vor Schaden bewahren wollen, uns vor dem Altern fürchten oder uns von einer Krankheit bedroht fühlen, legt sich der Schatten der Todesangst über uns. Man unterliegt hier der Illusion, dass »Mein Körper ist weg« gleichbedeutend mit »Ich bin weg« ist.

Alle fünf Kleshas werden durch eine einzige Erkenntnis negiert: »Ich bin das Bewusstsein«. Es ist nicht notwendig, sich einem Klesha nach dem anderen entgegenzustellen. Konzentrieren Sie sich auf den Fluss der kreativen Intelligenz, sie hat die Fähigkeit, Ihnen den Weg zu ebnen. Ihr Selbstgefühl kann aus der Enge des physischen Körpers ausbrechen, den das »Ich« zu einem Schild gegen die Wirklichkeit gemacht hat.

Nr. 7 –
Das Sein ist die Krönung

Das Sein selbst ist das Höchste? Von allen Quantendurchbrüchen ist dieser letzte der rätselhafteste. Auf den ersten Blick hat das menschliche Dasein, das Freude und Schmerz, Ekstase und Leid mit sich bringt, nichts Glorreiches an sich. Auf die Frage, was das Höchste am Menschsein sei, würden Ihnen vielleicht Antworten einfallen wie die Kreativität, die Liebesfähigkeit oder das Ich-Bewusstsein. Für viele Wissenschaftler stünde die unglaubliche Komplexität der menschlichen DNA und des menschlichen Gehirns ganz oben auf der Liste.

Aber keines dieser Dinge umfasst das ganze Geheimnis und Wunder des Menschseins. Man könnte sagen, dass die letzten 200 000 Jahre seit dem Erscheinen des Homo sapiens damit verbracht wurden, dieses Mysterium zu erforschen: Die Menschen sind fasziniert davon, herauszufinden, wer wir wirklich sind, und kein einziger Aspekt unseres Seins, sei es Liebe, Kreativität oder Eigenwahrnehmung, wird dabei ausgelassen.

Endgültige Antworten sind nur an einem Ort zu finden: im Sein selbst. Im alten Indien wurde das allumfassende Sein *brahman* genannt, abgeleitet von der Sanskritwurzel *brh*, die »wachsen, sich ausdehnen« bedeutet. Brahman ist die höchste Wirklichkeit, weil es sich unendlich ausdehnen kann. Ganz gleich, wie viel von der Schöpfung es umfasst, es gibt unendlich viel Platz für mehr.

Weil es allumfassend ist, kann Brahman keine Form, keine Größe und keinen Ort haben. Um *allumfassend* zu sein, muss es nicht nur die Vergangenheit, Gegenwart und Zukunft umfassen, sondern auch jede *mögliche* Vergangenheit, Gegenwart und Zukunft. Der

Begriff ist schwer zu fassen. Jeder Gedanke, den Sie jemals hatten, ist Teil eines neuen Zeitstrahls, und das, was Sie Ihr Leben nennen, ist nur derjenige, den Sie sich ausgesucht haben und immer wieder aussuchen, von einem Moment zum nächsten. Die anderen Zeitlinien sind nicht Teil Ihrer Erfahrung und doch existieren sie, die Phantome der nicht eingeschlagenen Wege.

Ein solches Prinzip mag auf den ersten Blick unverständlich erscheinen. Aber Brahman ist kein abstrakter Begriff, sondern schließt Sie persönlich mit ein. Die Veden sagen, dass Brahman *atman* ist, und Atman ist das individuelle Selbst. Auch Sie sind Atman, das heißt, Ihre Seele ist in das Gewebe der Existenz eingewoben. Eine Seele ist jedoch nicht dasselbe wie ein Mensch, und die Veden vervollständigen das Bild, indem sie sagen: »Brahman ist Atman, und Atman ist *jiva*«, wobei Jiva die individuelle Person ist. (Eine Analogie aus den Upanishaden ist leichter zu verstehen: Auf einem Baum sitzen zwei Vögel. Der eine frisst die süße Frucht des Baumes, während der andere liebevoll zuschaut. In diesem Bild ist Jiva der fressende Vogel, während sein Gefährte, der zuschaut, Atman ist.)

»Brahman ist Atman, und Atman ist Jiva« gibt dem Sein eine kosmische Dimension. In drei Sanskrit-Worten wird hier zusammengefasst, was das mittelalterliche Christentum die »große Kette des Seins« nannte, eine ununterbrochene Schöpfung, die von Gott bis hinunter zum kleinsten Teilchen im Quantenfeld reicht. Durch die große Kette des Seins kann Gott den Flug eines Spatzen sehen. Doch irgendwie haben die Veden und all die anderen Weisheitstraditionen die Menschen, die ihnen zugehört haben, nicht verändert. Damals wie heute hat das Konzept der Erleuchtung wenig mit dem täglichen Leben zu tun. Wenn Ihr Kind krank wird oder Wasserleitungen im Winter platzen, ist ein erleuchteter Seher der falsche Ansprechpartner. »Brahman ist Atman, und Atman ist Jiva« wird Ihnen kaum weiterhelfen.

Das macht deutlich, warum wir in einer verkehrten Welt leben. Anstatt das Leben von der höchsten Ebene der Möglichkeiten aus zu betrachten, sehen wir es auf der Ebene der banalen, alltäglichen Ereignisse. Das Ziel dieses Buches ist es, dieses Bild auf den Kopf zu stellen. Wenn Sie Ihr Leben von der höchsten Warte aus betrachten, werden Sie ein krankes Kind trotzdem zum Arzt bringen und bei einem Wasserrohrbruch einen Klempner rufen. Aber diese Ereignisse sind in die größere Vision eingebettet.

Mit anderen Worten, sobald Sie Ihre Essenz kennen, können Sie die Verbindung zwischen Ihnen (Jiva) und Ihrem wahren Selbst oder Ihrer Seele (Atman) suchen. Der Grund für diese Verbindung ist der Wunsch, den Fluss von Liebe, Mitgefühl, Einsicht, Empathie, Wahrheit, Schönheit, Kreativität und innerem Wachstum zu erfahren.

Inzwischen sind Sie mit der ewigen Wirklichkeit dieser höheren Werte vertraut – niemand hat sie erfunden oder sich ausgedacht. Sie sind angeboren. Sie erscheinen uns an der Quelle, verpackt in das menschliche Gewahrsein. Leider ist dieser Aspekt von »Brahman ist Atman und Atman ist Jiva« in Vergessenheit geraten, als diese Worte vom täglichen Leben abgekoppelt und auf den Bereich der Spiritualität reduziert wurden. Auf ähnliche Weise wurde die Lehre Jesu »Das Himmelreich ist im Innern« nicht beachtet, als die Menschen entschieden, dass der Himmel außerhalb von ihnen sei, ein Ort über den Wolken, der erst nach dem Tod erreicht werden könne.

Wenn die grundlegenden Lehren über das Dasein aus den Fugen geraten, gerät unweigerlich auch die Welt aus den Fugen. Das Wesentliche bleibt unter dem chaotischen Gewirr der täglichen Pflichten, Anforderungen und Wünsche verborgen. Ein Diamant liegt im Staub der Straße begraben. Der englische Dichter William Wordsworth kritisierte schon vor rund zweihundert Jahren den seiner Meinung nach dekadenten materiellen Zynismus seiner Zeit und drückte dies in einem Sonett aus, dessen Eröffnungsvers lautet: »Die Welt ist zu sehr mit uns; spät und bald. Indem wir erhalten und ausgeben, vergeuden wir unsere Kräfte.«

Alles wird wieder so, wie es sein sollte, wenn wir mit unserem wahren Selbst verbunden sind. In der vedischen Sprache kann Jiva nicht ohne Atman leben. Das höhere Bewusstsein ist kein Ziel. Es ist eine verborgene Dimension. Man kann sie nicht mit dem Verstand, den fünf Sinnen und dem Ego erreichen. Aber das ist kein

Rat der Verzweiflung. Unser wahres Selbst besteht aus Gewahrsein und aus nichts anderem. Deshalb ist es wertvoll, bewusster zu werden und alles zu tun, um unbewussten Gewohnheiten, Überzeugungen und Konditionierungen zu entkommen.

Doch es gibt noch eine höhere Sicht, die alles nicht im Bewusstsein, sondern im Sein betrachtet. Die verborgene Dimension, so zeigt sich, braucht nicht gesucht zu werden. Sie verlangt nur eines: Jetzt hier zu sein. Das ist keine verschlüsselte mystische Botschaft. Sie bedeutet, was sie sagt. Jetzt hier zu sein ist genug. Anstatt Ihr wahres Selbst zu suchen, wird es Sie finden, wo immer Sie sind.

Es gab einmal ein ärgerliches Problem, das das Gewissen der viktorianischen Christen beunruhigte. Können Menschen in fernen Ländern (also Heiden) erlöst werden, wenn sie noch nie von Jesus gehört haben? Die Antwort lautete nein, und das gab den Anstoß für die Missionsarbeit, die sich über die ganze Welt ausbreitete und bis heute andauert. Formulieren wir die Frage um: »Findet jemand sein wahres Selbst, wenn er noch nie davon gehört hat?« In diesem Fall ist die Antwort ja. Man kann das Band zwischen Jiva und Atman nicht zerreißen. Unwissenheit gibt es nur auf der Ebene von Jiva (des individuellen Ichs). Atman erkennt Sie im Licht des reinen Gewahrseins. Er steht in direktem Kontakt mit Ihren Gedanken, Worten und Taten. Deshalb entfaltet er, nicht Sie, den Weg zum wahren Selbst. Zum Vergleich: Wenn sich eine Kompassnadel bewegt, tut sie eigentlich nichts. Die Anziehungskraft des magnetischen Pols der Erde bestimmt und bewirkt, was die Nadel scheinbar von selbst tut.

Die magnetische Anziehungskraft des wahren Selbst (im Sanskrit *swarupa* genannt) ist ständig wirksam, und Sie reagieren fortwährend darauf, auch wenn Sie noch nie etwas von dem wahren Selbst gehört haben. Alles spielt sich im Bewusstsein ab und folgt bestimmten Prinzipien, wie sie nachstehend beschrieben sind.

Wie Ihr wahres Selbst Sie erreicht

Jeder kann erkennen, dass seine Gedanken auf verschiedene Weise in Bewegung sind, aber was oft verborgen bleibt, ist, dass auch das Gewahrsein eines jeden Menschen in Bewegung ist. Die Flut des Gewahrseins kommt und geht wie die Gezeiten des Ozeans. Da das Gewahrsein immer in Fluss ist, können wir niemals völlig gewahrlos sein. Swarupa, die Anziehungskraft des Selbst, erhöht das Gewahrsein durch folgende Mittel.

- Die Anziehungskraft des Glücks. Der Geist wird von Natur aus zu größerer Glückseligkeit hingezogen.
- Die Erfahrung der Liebe. Der große bengalische Dichter Rabindranath Tagore drückte es so aus: »Liebe ist kein bloßes Gefühl. Sie ist die letzte Wahrheit, die im Herzen der Schöpfung liegt.«
- Ein plötzliches Aha-Erlebnis.
- Die Inspiration zu großer Kunst, Musik und Poesie.
- Das Phänomen der Gipfelerfahrungen, die den Blick auf bahnbrechende Möglichkeiten freigeben.
- Die Tradition der Weisheit, die in jeder Kultur über die Jahrhunderte weitergegeben wird.
- Die Sehnsucht nach Sinn und Ziel.
- Der Reiz der Neugier und der Entdeckergeist.
- Die vage Ahnung, dass das Leben noch mehr zu bieten hat.
- Das innere Gefühl, wichtig und nicht allein zu sein.
- Das unausweichliche Gefühl, dass sich hinter allem ein tieferer Sinn verbirgt.
- Das Bedürfnis nach innerem Wachstum.
- Eine Intuition zu haben, die sich als richtig erweist.

All diese Dinge sind nicht gleichmäßig verteilt – eine Person erlebt mehr von dem einen und weniger von dem anderen. Leider gibt es Menschen, die in einem Zustand von Angst, Depression und Hoffnungslosigkeit gefangen sind. Aber auch bei Ebbe muss sich das Gewahrsein bewegen. Der kleinste Schimmer von Selbsterkenntnis kann das Leben eines Menschen in eine neue Richtung lenken.

Das Wesentliche ist, dass das wahre Selbst, obwohl es still bleibt, in das Leben eines jeden Menschen integriert ist und einen Einfluss hat. Swarupa ist ein Teil der ursprünglichen Natur, der Essenz des Menschen.

Bedeutet *Jetzt hier sein*, dass es nichts zu tun gibt? Das ist eine persönliche Entscheidung. Jeder von uns entscheidet, wie sehr er wachsen, sich entwickeln, einen Sinn in seinem Leben finden und einen höheren Bewusstseinszustand anstreben möchte. In vielerlei Hinsicht können die drängenden Probleme, mit denen die Menschheit konfrontiert ist, nicht ohne Menschen gelöst werden, die all diese Dinge wollen. Die Entwicklung der Menschheit ist eine Entwicklung von Mensch zu Mensch.

Einfaches Gewahrsein

Die wahre Bedeutung von *Jetzt hier sein* ist Vertrauen. Vertrauen, dass das Sein nicht nur die Möglichkeit, sondern die Wirklichkeit eines idealen Lebens enthält. Das Sein ist kein leeres Blatt – es ist dynamisch, glücklich und voller Möglichkeiten. Um dies vollständig zu begreifen, kann man mit der Praxis des einfachen Gewahrseins beginnen. Einfaches Gewahrsein ist ein Zustand, in dem wir uns entspannt, offen und empfänglich fühlen. Die meisten Menschen empfinden meistens genau das Gegenteil. Das liegt an tief verwurzelten Gewohnheiten, die den Geist verschließen, an den Auswirkungen von Stress, der Anspannung verursacht, und an der Angst vor Veränderung, die den Geist unempfänglich macht.

Anstatt zu versuchen, jedes Problem direkt zu korrigieren, erlaubt das einfache Gewahrsein dem wahren Selbst, eine Lösung anzubieten, ohne sich anzustrengen. Wichtig dabei ist es, den ganzen Tag über zentriert zu bleiben, da dies das Gewahrsein dazu anregt, einen entspannten Grundzustand einzunehmen. Im ersten Teil dieses Buches haben wir auf den Seiten 58-63 sozusagen als kleine praktische Hilfestellung eine Meditation zur Zentrierung vorgestellt. Wir haben eine natürliche innere Widerstandskraft, die wiederhergestellt werden kann, bis mit der Zeit das einfache Gewahrsein an die Stelle dessen tritt, was die meisten Menschen als Normalzustand erleben, nämlich gestresst und abgelenkt zu sein.

Ein weiterer Aspekt des einfachen Gewahrseins ist der bewusste Versuch, sich mit der subtileren Ebene des Fühlens zu verbinden. Es ist subtiler, Liebe zu empfinden als Angst; Mitgefühl ist subtiler als Egoismus. Das gemeinsame Element aller subtilen Gefühle ist, dass es sich um Glücksgefühle handelt. Sie vermitteln die Süße des Lebens und erfordern nichts weiter, als jetzt hier zu sein. Subtile Emotionen sind Teil unserer Natur.

Sie können sofort damit beginnen, dies anzuwenden. Wann immer Sie sich in einer Situation befinden, in der Sie sich verwirrt, unschlüssig oder unentschlossen fühlen, halten Sie einen Moment inne. Bringen Sie den Dialog in Ihrem Kopf zum Schweigen und entspannen Sie sich. Warten Sie, bis Sie spüren, wie Sie sich wirklich fühlen und was Sie tun müssen. Für manche Menschen ist es hilfreich, die Aufmerksamkeit auf das Herz oder den Bauch zu richten, wo sich das »Bauchgefühl« meldet.

Dies ist keine Aufforderung, jetzt sofort einem subtilen inneren Impuls zu folgen. Die Botschaften, die die Menschen »hier drinnen« empfangen, sind unterschiedlich. Wenn Sie keine klare Führung vernehmen, akzeptieren Sie das einfach und machen Sie weiter. Am Anfang geht es nur darum, sich nach innen zu wenden. Mit der Zeit werden Sie den ruhigen, stillen, zentrierten Zustand des einfachen Gewahrseins erkennen, aus dem die Intuition und zarte Gefühle entspringen. Dieser Ort ist das Gegenteil vom Ursprung grober Gefühle, wie zum Beispiel:

- Wut, Feindseligkeit
- Groll
- Misstrauen
- Selbstverurteilung
- Angst
- Furcht
- Reue
- Schuld
- Scham
- Selbstsucht
- Neid und Eifersucht

Jeder Mensch trägt auch solch grobe Gefühle in sich, daher ist es von unschätzbarem Wert, ein besseres Gewahrsein zu erlangen. Es ist nicht möglich, gegen grobe Gefühle anzukämpfen, sobald sie auftauchen. Diese Gefühle werden vom Ego und seiner völligen Abhängigkeit von vergangenen Erfahrungen erzeugt. Grobe Gefühle wiederholen die Vergangenheit und lassen keinen Raum für subtilere, wahrere Botschaften, die aus der Gegenwart kommen. Diese Unterscheidung zeigt, dass Sie Ihren groben Gefühlen nicht trauen sollten. Auch wenn Sie nicht in der Lage sind, sich auf bessere Botschaften einzustimmen, sollten Sie von der Situation Abstand nehmen. Sich von unangenehmen Gefühlen leiten zu lassen, führt zu Fehlentscheidungen, die Sie früher oder später bereuen werden.

Sie haben jetzt die Wahl, wie oft und wann Sie zum einfachen Gewahrsein zurückkehren. Lassen Sie sich nicht von stressigen Momenten überwältigen; warten Sie nicht, bis Sie überfordert sind. Machen Sie das einfache Gewahrsein zu Ihrem persönlichen Projekt. Denken Sie daran, dass es leicht ist, das einfache Gewahrsein zur Normalität werden zu lassen, sobald Sie wissen, wie es sich anfühlt. Wenn Sie dann immer wieder dorthin zurückkehren, kommen Sie Ihrem wahren Selbst näher und näher.

Loslösen

Schließlich gibt es noch einen Aspekt von *Jetzt hier sein*, der die meisten Menschen verwirrt, nämlich das Loslösen. Es geht um das Wie und Warum des Loslassens. Die Unsicherheit des Egos macht das Festhalten zu einer ständigen Versuchung. Deshalb neigen die Menschen zum Klammern und finden das Loslassen schwierig. Wir haben zum Beispiel Angst vor Einsamkeit, wenn wir uns aus einer Beziehung lösen. Und wir halten an bequemen Überzeugungen und Einstellungen fest, weil wir glauben, dass sie uns ausmachen. Festhalten ist das Gegenteil von Vertrauen ins Sein.

Das Loslösen fordert Sie auf, Ihre Anhaftung an das, was Sie vom Leben wollen, aufzugeben. Das bedeutet nicht, dass Sie die Absicht aufgeben, Ihre Wünsche zu verwirklichen. Sie müssen nur aufhören, sich an das Ergebnis zu klammern. So viel Schmerz und Leid hat seinen Ursprung in dem sturen Beharren darauf, dass die Dinge auf eine bestimmte Art und Weise geschehen müssen. Diese Einstellung führt zu Blockaden in vielen Bereichen, wie in Beziehungen, der Familie und Arbeit.

Je mehr Sie feststecken, desto mehr klammert sich Ihr Ego daran und beharrt darauf, dass nur ein Weg der richtige ist. Dieses Beharren beruht auf der grundlegenden Unsicherheit des Egos. Seine Unsicherheit ist unvermeidlich. Die Alternative ist, sich von einem tieferen Gewahrsein leiten zu lassen, mit anderen Worten, von Ihrem wahren Selbst. Auf dieser Ebene werden Sie sich nicht festklammern oder steckenbleiben.

Der Übergang vom Anhaften zum Loslösen ist so tiefgreifend, dass er die eigene Identität betrifft. Wenn Sie sich mit dem chaotischen Sammelsurium von Erfahrungen identifizieren, das Sie Ihre Lebensgeschichte nennen, klammern Sie sich an eine Illusion von dem, was Sie sind. Der gegenwärtige Augenblick ist keine Geschichte. Er ist eine schöpferische Gelegenheit. Lassen Sie neue Möglichkeiten zu, und Sie werden mit Loslösen belohnt. Loslösen hat nichts mit Gleichgültigkeit zu tun. Gleichgültigkeit ist die Haltung des Egos »Das hat nichts mit mir zu tun«. Loslösen dagegen lässt sich mit »Ich bin offen für alles, was auf mich zukommt« umschreiben. Es ermöglicht, von einem Ort aus zu leben, an dem die kreative Intelligenz frei fließt, ohne Erwartungen oder Widerstand, aus dem wahren Selbst heraus.

Das ist eine sehr ruhige, intime Angelegenheit. Nichts ist wichtiger als die Erfüllung, die Sie erfahren, wenn Sie Ihr wahres Selbst sind. Jetzt hier zu sein, scheint nichts Besonderes zu sein. Jeder Mensch existiert ja schließlich. Aber nicht jeder hat erkannt, dass das Sein seine Krönung ist. Das Geheimnis bleibt verborgen, wie alle guten Geheimnisse. Es ist eine ungeheure Freude, dies zu wissen und danach zu handeln.

TEIL VIER

Die neue Wissenschaft vom Leben: Quantenantworten auf alte Fragen

Ein anderer Blickwinkel

In diesem Teil des Buches werden wir uns mit den Auswirkungen des Quantenkörpers auf die Zukunft der Medizin beschäftigen. Obwohl sich dieses Forschungsgebiet rasant entwickelt, steckt es im Grunde noch in den Kinderschuhen. Das Quantenfeld liegt am Horizont von Materie und Energie, einschließlich der Stoffe, aus denen eine Zelle besteht, und der Energie, die sie benötigt, um am Leben zu bleiben. Mithilfe modernster Datenerfassungstechniken werden innovative Ansätze getestet, um herauszufinden, wie der menschliche Körper auf der feinsten Ebene funktioniert, die weit über Zellen und organische Moleküle hinausgeht. Die Quantenrevolution in der Physik ist mehr als ein Jahrhundert alt, aber die Verbindung zwischen ihren Schlüsselkonzepten und der Medizin war bisher nur von geringem Interesse.

Medizin und Physik wurden zunächst getrennt gehalten, weil beide Bereiche so spezialisiert sind. Ein Physiker, der mit einem Hochgeschwindigkeits-Teilchenbeschleuniger arbeitet, betrachtet die Natur durch eine Linse, die ein Herzchirurg nicht kennt. Die Entdeckung, dass Krankheiten und Alterung sogar über das Genom hinaus verfolgt werden müssen, hat eine neue Sichtweise ermöglicht. Die DNA spielt bei beiden eine undurchsichtige Rolle. Eingeschlossen im Zellkern sind die menschlichen Gene vor äußeren Einflüssen geschützt – so dachte man zumindest jahrzehntelang.

Heute wissen wir, dass der Lebensstil und die täglichen Erfahrungen Veränderungen bewirken – nicht in den Genen, mit denen man geboren wird, sondern in der Genaktivität selbst. Eineiige Zwillinge werden mit den gleichen Genen geboren, machen aber im Laufe ihres Lebens unterschiedliche Erfahrungen. Im Alter von siebzig Jahren ist das genetische Profil von Zwillingen nicht ähnlicher als das von zwei normalen Geschwistern. Außerdem können Lebenserfahrungen genetisch an künftige Generationen weitergegeben werden. Wenn Ihre Ur-Ur-Großeltern eine Hungersnot erlebt haben, ist es sehr wahrscheinlich, dass Marker für dieses Trauma in ihrem Epigen (der Proteinhülle, die die DNA umgibt und die Genaktivität steuert) hinterlassen und an ihre Nachkommen weitergegeben wurden.

Die Vorstellung eines dynamischen Genoms, das sozusagen ein Tagebuch über alle wichtigen Lebensereignisse des Körpers führt, hat den Weg für weitere Entdeckungen geebnet. Wie in diesem Buch bereits erwähnt, hat die medizinische Forschung im letzten Jahrzehnt einen großen Durchbruch erzielt, indem sie zwei Faktoren isoliert hat, die fast allen schweren Krankheiten zugrunde liegen: Entzündungen und Stress. Entzündungen waren lange Zeit als paradoxe Vorgänge im Körper bekannt. Krankes und verletztes Gewebe braucht zur Heilung die zusätzliche Zufuhr von Sauerstoff und Immunzellen, die die Entzündungsreaktion liefert. Ist die Entzündung jedoch zu stark, wie zum Beispiel bei schweren Verbrennungen, kann sie zum Schock und sogar zum Tod führen.

Beim Stress ist die Lage klarer, da er seit jeher mit schädlichen Auswirkungen auf den Körper in Verbindung gebracht wird und mit zahlreichen Befindlichkeitsstörungen, von Depressionen und Angstzuständen bis hin zu Bluthochdruck und verminderter Immunität, in Zusammenhang steht. Ein Durchbruch gelang jedoch, als man plötzlich erkannte, dass nicht akute heftige Entzündungen und Stresssituationen für Krankheiten und Alterung verantwortlich sind. Vielmehr wird der Körper ganz allmählich geschädigt, ein chronischer Zustand, der sich langsam auf zellulärer Ebene auswirkt. Es hat sich gezeigt, dass der Alterungsprozess und chronische Krankheiten auf zellulärer Ebene fast unsichtbar beginnen, lange bevor Symptome auftreten, und sich über Jahre, wahrscheinlich Jahrzehnte, hinziehen.

Entzündungen und Stress sind daher wichtige Schwerpunkte des tiefen Tauchgangs, zu dem wir Sie auf den folgenden Seiten einladen. Beide sind mit Prozessen auf der Quantenebene in jeder Zelle verbunden, und nur ein Denken auf Quantenebene kann uns dorthin führen. Wir werden die wissenschaftlichen Erkenntnisse in Alltagssprache übersetzen, denn sie sind für alle Menschen wichtig, nicht nur für Zellbiologen und Quantenphysiker, um die Bedeutung des Überschreitens dieser neuen Schwelle zu verstehen. Was vor uns liegt, ist faszinierend, aber noch aufregender ist die Aussicht auf eine neue Wissenschaft des Lebens, die die medizinischen Rätsel entschlüsseln wird, mit denen wir heute noch konfrontiert sind.

Ist der Quantenstoffwechsel der Schlüssel zur Ursache von Krankheit und Altern?

Bedeutende Fortschritte in der Wissenschaft erfordern ein neues Denken, so wie persönliche Durchbrüche auch. In der medizinischen Wissenschaft entstehen in rasantem Tempo neue Behandlungsmethoden und Forschungsstudien. Aber die Möglichkeit eines tiefgreifenden Umdenkens ergibt sich selten, und ein grundlegender Paradigmenwechsel, bei dem das gesamte Modell des menschlichen Körpers neu überdacht wird, ist noch seltener.

An dieser Stelle kommt die moderne Physik ins Spiel. Auf der Quantenebene, die viel tiefer liegt, als die Ebene der bisherigen medizinischen Forschung, findet ein Energieaustausch statt, der allgemein als Metabolismus bezeichnet wird, vom griechischen Wort *metabolē*, was »Umwandlung, Veränderung« bedeutet. Beim Metabolismus (zu Deutsch Stoffwechsel) geht es um die Energie, die jede Zelle benötigt, um sich selbst zu erhalten. Man könnte meinen, dies sei vergleichbar mit dem Anheizen eines Ofens mit Kohle, aber so einfach ist es nicht. Der menschliche Stoffwechsel gibt viele Rätsel auf, die einer Quantenerklärung bedürfen.

- Woher wissen die Zellen, wie viel Energie sie benötigen?
- Auf welche Weise kommunizieren die Zellen miteinander, um ihren Energiebedarf auszugleichen und sich miteinander zu synchronisieren?
- Was ist das Geheimnis der komplexen molekularen Maschinerie, die alles regelt, was in einer Zelle vor sich geht?
- Wo ist der Zeitgeber, die Uhr, die die Energie durch alle Pha-

sen unseres Körpers steuert, vom Schlaf über das Aufwachen bis hin zu intensiver Aktivität?

Diese Fragen sind Quantenfragen, und zwar aus dem einfachen Grund, weil Chemie und Biologie sie nicht mit der klassischen Metapher vom Körper als Maschine lösen können. Die Grundlage der Energiegesetze ist die Entropie, die Verlaufsrichtung des Wärmeprozesses in Richtung Kälte. Entropie ist der Grund, warum eine Mutter sagt: »Iss auf, bevor das Essen kalt wird«, und warum die gesamte Wärme der Sterne unaufhörlich in die kalte Leere des Weltraums entweicht, wo die Temperatur nahe dem absoluten Nullpunkt liegt.

Das größte Rätsel des Energiestoffwechsels ist jedoch die negative Entropie, also der Zustand, in dem sich Wärme anhäuft, anstatt zu entweichen. Der menschliche Körper vollbringt hier ein Wunder. Der Stoffwechsel ist ein Prozess, bei dem der Energievorrat jeder Zelle erneuert wird. Er gleicht nicht nur die Wärme aus, die unser Körper abgibt, sondern fängt Energie ein, um sie zu nutzen – nicht nur, um uns warm zu halten, sondern auch, um so erstaunliche Prozesse wie Hören, Sehen und Denken zu ermöglichen.

Um das Wunder der negativen Entropie zu verstehen, betrachten wir etwas so Einfaches wie die Geschwindigkeit der Energie, die sich von einem wärmeren zu einem kälteren Ort bewegt. Dies erzeugt den Zeitpfeil, der besagt, dass die Zeit vorwärts läuft und nicht umgekehrt werden kann, um rückwärts zu laufen. In einem statischen Universum könnte die Entropie so langsam sein, dass Veränderungen zu minimal sind, um den Lauf der Zeit zu verursachen. Unser Universum ist jedoch so dynamisch, dass Zeit und Entropie eng miteinander verbunden sind. Dies lässt sich auch auf die Ebene unserer Körper übertragen.

In der wissenschaftlichen Terminologie treiben »molekulare Nanomotoren« die effiziente Energieübertragung in allen Zellen an. Entzündungen und Stress können die Energieübertragung stören, sodass sie langsamer als normal abläuft. Dies führt zu Wärme und Rötung der Haut, die mit einer entzündeten Wunde oder Infektion einhergehen. Die chronische Stressreaktion ist die entscheidende

Grundlage für die Verschlimmerung aller chronischen Krankheitszustände. Depressionen beispielsweise sind meist auf stressbedingte Ängste in Verbindung mit den gestörten Prozessen zurückzuführen, die chronische Krankheiten verursachen.

Angst und Depression, die einem Menschen massiv Lebensenergie und Vitalität rauben, sind in ihrem Kern untrennbar miteinander verbunden. Sie sind die eigentliche Ursache der chronischen Stressreaktion. Chronische Krankheiten sind aus dieser Sicht Stoffwechselstörungen, unabhängig von der jeweiligen medizinischen Diagnose (Adipositas, Typ-2-Diabetes, Bluthochdruck etc.). Die evolutionäre Kampf-oder-Flucht-Reaktion findet nicht mehr nur kurzfristig in Notsituationen statt, sondern wird zu einer Langzeitreaktion unseres Stoffwechsels.

Der Schlüssel liegt darin, dass die effiziente biologische Energieproduktion in kritischen Teilen der Zelle beeinträchtigt ist und sich mit der Zeit verschlechtert. Für eine optimale Gesundheit muss der Energiefluss durch die Stoffwechselwege effizient in nützliche Arbeit umgewandelt werden. Mit anderen Worten: Das gesamte System muss Energie in organisierter, kohärenter und zielgerichteter Weise verarbeiten. Das ist das genaue Gegenteil eines Lagerfeuers, das seine Wärme wahllos und ziellos in alle Richtungen abstrahlt.

In der Physik würde man sagen, dass eine Entzündung so etwas wie die »Dekohärenz quantenmechanischer Zustände« ist. Laienhaft ausgedrückt: Die winzigen Quantenmotoren, die den Stoffwechsel antreiben, müssen geordnet und verbunden bleiben. Quantenprozesse schaffen gleiche Bedingungen für alles, nicht nur für unsere Zellen, sondern auch für Hunderte von biologischen Uhren, Tausende von chemischen Reaktionen pro Sekunde, Hormonzyklen und die Lebenszyklen der Mikroorganismen, die das Mikrobiom bilden. Der Nobelpreis für Medizin ging 2017 an zwei US-amerikanische Forscher, die die molekularen Mechanismen entdeckt hatten, die unsere innere Uhr, unseren Biorhythmus, steuern. Sie zeigten, wie wichtig es für unser Wohlbefinden ist, im Einklang mit dem zirkadianen Rhythmus der Erde zu leben, dem Tag-Nacht-Rhythmus, der all diese winzigen zellulären Zeitwächter synchronisiert.

An dieser Stelle sei auch der Begriff »Fitnesslandschaft« erwähnt. Nein, damit ist kein Trimm-Dich-Pfad gemeint. Der Begriff stammt vielmehr aus der Evolutionsbiologie und bezeichnet den Überlebenserfolg einer Art. Nach Darwins Evolutionstheorie sind die wichtigsten Faktoren für das Überleben einer Art, dass die Individuen genügend Nahrung und Partner für die Fortpflanzung finden.

Die moderne Evolutionsbiologie interessiert sich jedoch mehr dafür, was auf der Ebene der Gene geschieht, denn letztlich ist Überleben ein genetischer Prozess. Ihre eigenen Gene werden von allen Erfahrungen beeinflusst, die Sie und Ihre Vorfahren gemacht haben. Dasselbe gilt für jede andere Art. Eine Fitnesslandschaft versucht daher, die Faktoren, die im Laufe der Zeit zu Veränderungen in den Genen führen können, mathematisch zu erfassen.

Man stelle sich einen Säbelzahntiger vor, der die Herausforderungen seiner Umwelt im Rahmen der Möglichkeiten seiner Stoffwechselregulation bewältigt. Tritt eine Situation ein, an die sich die Gene des Tigers nicht anpassen können (im Fachjargon »Verzweigungspunkt« oder auch »Bifurkationspunkt« genannt), ist die Katastrophe, das Aussterben, vorprogrammiert. Im menschlichen Körper gibt es eine wichtige Verzweigung zwischen Gesundsein einerseits und Kranksein und Altern andererseits. Damit sind wir beim Quantenmetabolismus angelangt, der sich mit der feinsten Ebene befasst, auf der Energie von einer Zelle bereitgestellt und genutzt wird. Er liefert die Spielregeln, denen Quantenmotoren folgen, und führt uns mit Hilfe eleganter Mathematik zu der Frage, warum die Regeln des Energietransfers verletzt werden, wenn metabolische Ineffizienz auftritt, was zu Krankheit und Alterung führt.

Es hat sich gezeigt, dass die wichtigsten Stoffwechselparameter des menschlichen Körpers die Redoxreaktionen (Änderungen der Oxidationszustände), die freie Energie und das Säure-Basen-Gleichgewicht sind. Diese Faktoren werden im gesunden Zustand in einem engen physiologischen Bereich gehalten. Die Verschlechterung von Gesundheit zu Krankheit ist auf Stress zurückzuführen, der diese wichtigen Stoffwechselparameter aus ihrem engen Stabilitätsbereich herausbringt. Es gibt viele Möglichkeiten, wie diese Verschlechterung beginnen kann – mit etwas chemisch so Grundlegendem wie der Oxidationsrate. Ein kleines, zunächst lokal begrenztes Ungleichgewicht kann mit der Zeit den ganzen Körper in Mitleidenschaft ziehen. Das ist wie in der Geschichte, in der ein Königreich letztendlich unterging, weil die Hufnägel (für die Schlachtrösser) fehlten.

Der rote Faden in diesem komplexen Gedankengang ist folgender: Die physiologische Fitness nimmt ab, wenn dem System Energie entzogen wird. Dies führt zum Abbau von Struktur und Funktion in den Zellen und im Körper als Ganzem. Es handelt sich dabei um Zustandsänderungen, nicht um lineare Prozesse, die sich von A nach B bewegen. Bestimmte Ereignisse können eine Zustandsänderung auslösen, so kann eine gebrochene Hüfte bei älteren Menschen zum Tod führen, obwohl ein Hüftbruch an sich nicht tödlich ist.

Quantenprozesse bestimmen, regulieren und steuern Zustandsveränderungen. Wenn wir sie verstehen, können wir Krankheiten und Alterung auf der tiefsten Ebene vorbeugen. Symptome des Alterns sind persönlich, einzigartig und unvorhersehbar, Quantenprozesse sind es nicht. Eine dringend benötigte Grundlage wird geschaffen, so wie die Genkartierung eine Grundlage für das Verständnis von Evolution und Vererbung geschaffen hat.

Da Stress Störungen in einer Kaskade von Molekülen, Zellen, Geweben, Organen und im gesamten Körper auslöst, ist er ein entscheidender Faktor in der Fitnesslandschaft, in der sich der Mensch und alle anderen Lebewesen befinden. Technisch gesehen ist die Stressreaktion ein Maß für die sich entwickelnde physiologische Fitness eines Individuums oder einer Art, die quantifiziert werden kann.

In der menschlichen Physiologie können unvorhersehbare Veränderungen im Krankheitsverlauf durch eine erstaunliche Komplexität molekularer Interaktionen hervorgerufen werden. Selbst die moderne Physik sieht sich durch diese Komplexität herausgefordert. Das ehrgeizige Ziel einer wirklich präzisen Medizin soll durch die Sammlung riesiger Datenmengen erreicht werden, die bei der Erforschung des Metaboloms (der Stoffwechseleigenschaften einer Zelle oder eines Organs), des Proteoms (der Gesamtheit der Proteine einer Zelle oder eines Organs) und des Genoms (der Gesamtheit des in einer Zelle enthaltenen Erbguts) anfallen. Auf diese Weise können wir uns auf Computer und künstliche Intelligenz verlassen, um die wesentlichen Dinge für uns zu klären. Der menschliche Körper wird buchstäblich vor unseren Augen neu erfunden. Die Erkenntnisse der modernen Physik sind notwendig, um das volle Potenzial dieses sich abzeichnenden Paradigmenwechsels auszuschöpfen. Es besteht jedoch kein Zweifel daran, dass dieser Wandel voranschreitet und sich beschleunigt.

Was, wenn Altern ein Missverständnis ist?

Da niemand alt werden will, besteht ein enormer Anreiz, den Alterungsprozess zu verhindern, zu verlangsamen oder gar umzukehren. Aber alle diese Bemühungen stoßen auf das gleiche Hindernis. Niemand weiß wirklich, was Altern ist oder was es genau verursacht. Auf den ersten Blick sollte es dieses Rätsel nicht geben. Das Universum unterliegt einer ständigen Entropiezunahme, die dazu führt, dass alles, einschließlich des Universums selbst, mit der Zeit schwächer wird, wie die Batterie in einem Kinderspielzeug. Aus biologischer Sicht ist es völlig normal, dass höhere Lebewesen altern und sterben.

Die Wirklichkeit sieht jedoch je nach Standpunkt anders aus. Eine Sichtweise ist, dass das Altern – insbesondere das menschliche Altern – ein Missverständnis sein könnte. Zuerst müssen wir die Beweise widerlegen, dass Lebewesen altern und sterben müssen, was einfacher ist, als Sie vielleicht denken. Nachstehend ein kurzer Überblick über die Argumente gegen die Unvermeidbarkeit des Alterns.

- Die Entropie bezieht sich auf die Wärmeabgabe, durch die warme Dinge kälter werden. Aber das sind leblose Dinge. Leben hingegen bewahrt und erhöht die Energie. Wenn Sie im Winter einen Mantel anziehen, wirken Sie der Entropie entgegen, und das tun alle Lebewesen seit mindestens 4 Milliarden Jahren.
- Das Universum mag am »Big Freeze« sterben, wenn es sich dem absoluten Nullpunkt nähert, aber in der Zwischenzeit entstehen und überleben immer wieder neue komplexe Formen. Die Kraft, die sie hervorbringt, ist die Evolution.

- Der Homo sapiens ist das einzige bisher bekannte Lebewesen, das sich bewusst für eine Weiterentwicklung entscheiden kann.
- Vor langer Zeit brach der Homo sapiens aus dem Gefängnis des darwinistischen »Survival of the Fittest« aus, indem er sich in eine Richtung bewegte, die mehr Komplexität, Kreativität und Entdeckungen bot.

Wie Sie sehen, sind dies grundlegende Tatsachen, mit denen man sich dem Altern nähern kann, sodass es alles andere als unvermeidlich ist. In einer alten indischen Schrift heißt es: »Die Menschen werden alt und sterben, weil sie sehen, wie andere alt werden und sterben.«

Altern wir also, weil wir darauf konditioniert sind? Diese Vermutung erhärtet sich, wenn man die Frage des Lebensstils betrachtet. Vor zwei Generationen waren Themen wie die Vorbeugung von Herzkrankheiten und Bluthochdruck, die Behandlung von Schlaganfällen, die Bedeutung sauberer Luft und die Vorteile von Bio-Lebensmitteln für die breite Bevölkerung kein Thema. Heute sind sie allgegenwärtig, und die Lebenserwartung ist weiter gestiegen. Noch wichtiger ist, dass sich die Spanne des Wohlbefindens bis ins hohe Alter ausgedehnt hat und viele Menschen in den Industrieländern etwas erreichen können, was die Menschheit seit Tausenden von Jahren nicht gekannt hat: Wohlbefinden, das ein Leben lang anhält.

So weit, so gut – das Anti-Aging-Lager hat einige wissenschaftliche Fakten auf seiner Seite und auch den Beweis, dass die Lebensspanne verlängert werden kann. Und doch bleibt es letztlich dabei, dass Menschen alt werden und sterben, weil sie andere Menschen alt werden und sterben sehen. Altern wäre dann ein Versagen des Bewusstseins, bei dem alte Gewohnheiten und Konditionierungen das wahre Gewahrsein blockieren.

Der Zustand des Gewahrseins hat einen wesentlichen Einfluss darauf, wie und warum wir altern. Hier einige eindrucksvolle Beispiele:

- Das Syndrom des gebrochenen Herzens (Broken-Heart-Syndrom), das durch die Trauer über den Verlust eines geliebten

Menschen hervorgerufen wird, führt nachweislich häufig zu vorzeitigem Tod.

- Auf zellulärer Ebene besagt eine Alterungstheorie, dass die Konzentration eines Proteins namens Telomerase mit der Lebensdauer der Zellen und der Abnutzung der DNA im Laufe der Zeit korreliert. Wissenschaftliche Studien haben gezeigt, dass der Telomerase-Spiegel durch regelmäßiges Meditieren um 40 Prozent erhöht werden kann.
- Stress beschleunigt den Alterungsprozess. Pflegekräfte, die den ganzen Tag mit Alzheimer-Patienten verbringen, haben im Durchschnitt eine um 5 bis 8 Jahre verkürzte Lebenserwartung.

Diese Fakten sind aufschlussreich, aber um das Altern direkt anzugehen, müssen wir tiefer gehen. Unser Körper ist nach zahlreichen und komplexen Zeitplänen organisiert. Die Biorhythmen, die von biologischen Uhren gesteuert werden, reichen von einigen Tausendstelsekunden für die wirbelnden chemischen Reaktionen in jeder Zelle bis hin zu einem ganzen Leben.

Wenn der Biorhythmus aus dem Takt gerät, beschleunigen sich Entropie und der Alterungsprozess. Als Mediziner könnte man sein ganzes Berufsleben damit verbringen, nur die Hormone zu studieren, die eine Schlüsselrolle beim Auf und Ab aller körperlichen Prozesse spielen, einschließlich Hunger, Sex, Stimmung, Wachstum und Schlaf. Für den Lebensalltag kann man sich jedoch auf das Wesentliche beschränken. Biologische Uhren sind so konstruiert, dass sie synchron bleiben, wenn sie nicht gestört werden. Was sie stört, sind Stress, schlechter Schlaf, Überarbeitung und eine Überreizung des zentralen Nervensystems durch Dauerlärm, ständige Ablenkung und den täglichen Druck zu Hause und am Arbeitsplatz.

Um das Rätsel des Alterns zu lösen, müssen wir jedoch die Natur studieren. Die Natur koordiniert alle Ebenen von Materie, Energie, Zeit und Raum. Diese Parameter können sich ausdehnen und zusammenziehen, weil die Relativität sie steuert und miteinander verbindet. Entropie hat mit dem Pfeil der Zeit zu tun, denn Ereignisse in der Makrowelt sind irreversibel. Wenn Sie ein Glas zerbrechen, zeigt der Zeitpfeil an, dass Sie den Bruch nicht rückgängig machen können, um das Glas wieder ganz zu machen.

Begibt man sich jedoch auf immer feinere Ebenen der Natur, wird die Wirklichkeit zu etwas Eigenständigem. Die Grundkräfte der Natur, wie Elektromagnetismus und Schwerkraft, existieren unabhängig von der Zeit. Rückwärts laufende Zeit, vorwärts laufende Zeit und Nicht-Zeit sind allesamt möglich. Auf erstaunliche Weise, die sich unserem heutigen Verständnis völlig entzieht, harmoniert die Quantenwelt der rückwärts laufenden Zeit und der Nicht-Zeit perfekt mit der Makrowelt, die vom Zeitpfeil beherrscht wird.

Welche unsichtbare Kraft könnte das bewirken? Keine bekannte physikalische Kraft jedenfalls. Es gibt jedoch ein Element der menschlichen Existenz, das mit der Nicht-Zeit, der rückwärts laufenden Zeit und der vorwärts laufenden Zeit korrespondiert: das Bewusstsein. In der Erinnerung kehren wir in die Vergangenheit zurück, in der Vorstellung fliegen wir in die Zukunft. Wenn wir Spaß haben, vergeht die Zeit wie im Flug, wenn wir uns langweilen, ziehen sich die Sekunden wie Kaugummi. Das ist unser subjektives Zeiterleben.

In tiefer Meditation nutzen Yogis allein das Bewusstsein, um körperliche Prozesse radikal zu verlangsamen. Eine Standarddemonstration der yogischen Kräfte besteht darin, einen *Sadhu*, einen heiligen Mann, in einer Kiste unter der Erde zu begraben. Mit nichts als der Luft in der Kiste kann ein Yogi seinen Herzschlag und seine Atmung so weit verlangsamen, dass er eine Woche später lebendig und gesund aus der Erde gezogen wird.

Nennen wir dieses Beispiel den Nullpunkt des Alterns, denn er liegt nahe am Nullpunkt der Physiologie. Auch auf der Quantenebene gibt es einen Nullpunkt am Horizont, bevor Raum, Zeit, Materie und Energie entstehen und das bekannte Universum bilden. Was wäre, wenn der Nullpunkt eines Yogis und der Nullpunkt der Natur gleich oder zumindest ähnlich wären? Es gab eine Zeit, in der die Physik nichts über die Quantenwelt wusste und daher viele Berechnungen falsch waren oder nicht durchgeführt werden konnten.

Das ist heute der Knackpunkt beim Anti-Aging. Ohne das Wissen, das Yoga hat, machen wir falsche Berechnungen über unseren Körper und verpassen Berechnungen, die noch entdeckt werden müssen.

Jedes wissenschaftliche Modell hat seine blinden Flecken, und seit vielen Jahrzehnten ist das Bewusstsein der größte blinde Fleck der Mainstream-Wissenschaft. Aber wie wir gerade gesehen haben, ist die Wissenschaft weit genug fortgeschritten, um ein Modell zu entwickeln, das nicht nur das Bewusstsein einschließt, sondern es auf die Quantenebene der Natur zurückführt. Das Gehirn ist vermutlich eine Quantenmaschine, mit der wir sehr ungeschickt umgehen. Höheres Bewusstsein ist wahrscheinlich nichts anderes als ein Zustand, in dem das Gehirn aufgefordert wird, seine Funktionsweise so zu ändern, dass es Quanteninformation an jede Zelle des Körpers weiterleitet, und zwar unter der Regie des Nullpunkts des Bewusstseins, wo die Zeit selbst kontrolliert wird.

Vor hundert Jahren hätte man eine solche Behauptung für verrückt gehalten. Vor fünfzig Jahren war es die am weitesten entfernte Möglichkeit. Heute ist es eine aufregende Wahrscheinlichkeit, in deren Richtung die Beweise zunehmend tendieren. Wenn das Missverständnis über das Altern jemals korrigiert werden soll, müssen wir diesen Weg einschlagen.

Warum ist Ihr Körper nicht makellos?

Nach allem, was die Wissenschaft über Elementarteilchen weiß, gibt es keinen guten Grund, warum der menschliche Körper nicht vollkommen sein sollte. Das wissenschaftliche Modell baut die Natur von den einfachsten, kleinsten Bausteinen bis zu den größten und komplexesten auf. Es besteht kein Zweifel daran, dass subatomare Teilchen, Atome und Moleküle perfekt sind, da sie seit Milliarden von Jahren unverändert existieren.

Ist die Unvollkommenheit also mit den Anfängen des Lebens auf der Erde entstanden? Einzellige Mikroorganismen sind tausend-, vielleicht millionenfach größer und komplexer als die kleinen Moleküle, aus denen sie bestehen. Und doch existieren die ältesten Formen von Amöben, Algen, Protisten und anderen Einzellern noch heute, weil sie sich durch Zellteilung vermehren. Die erste Amöbe, die vor 3,5 Millionen Jahren entstand, ist also nie gestorben oder gealtert. Lebensformen mit komplexen Strukturen machen weit weniger als ein Prozent aller Lebewesen aus; ein Eimer Meerwasser enthält wahrscheinlich Hunderte unbekannter Variationen ihrer DNA.

Das Unvollkommene hat sich dank derselben Kraft durchgesetzt, die das Vollkommene hervorgebracht hat: der Evolution. Wir leiden unter Krankheiten, kämpfen gegen das Altern und fürchten uns vor dem Tod, aber aus der Sicht der Evolution sind das alles schöpferische Schritte, denn die Evolution triumphiert durch maximale Vielfalt und endlosen Zufluss neuer Gene, die zu Verbesserungen und Anpassungen führen.

Was die Evolution braucht, ist nicht unbedingt das, was der Mensch sich wünscht. Von dem Moment an, als die Hominiden begannen, sich um die Schwachen, Alten und Kranken zu kümmern, widersetzte sich unsere Spezies dem Prinzip des Überlebens des Stärkeren. Heute sind menschliche Babys viel abhängiger und schwächer als die Nachkommen aller anderen Tiere und brauchen eine lange Phase der Kindheit und Jugend, um sich voll zu entwickeln. Wir haben einem Körper mit einer unglaublichen Effizienz in Bezug auf die Erhaltung des Lebens (auch wenn Amöben und Algen uns in dieser Hinsicht immer noch weit übertreffen). Aber die Unzulänglichkeiten von Krankheit, Alterung und Tod sind geblieben.

Was ist nötig, um diese Klippen zu umschiffen – mehr und bessere Wissenschaft, ein möglichst gesunder Lebensstil, gentechnische Wundermittel? All dies sind wichtige Fortschritte, aber sie treffen nicht den Kern des Problems. Das Problem liegt darin, dass die Wissenschaft keine wirkliche Antwort auf die Frage hat, was der menschliche Körper eigentlich ist. Im Folgenden soll versucht werden, in groben Zügen aufzuzeigen, was unseren Körper so geheimnisvoll und unergründlich macht.

- *Umgang mit Energie.* Lebewesen bekämpfen den Energieverlust (Entropie), indem sie die in der Nahrung gespeicherte Energie nutzen. Die Rohenergie wird in jeder Zelle diversifiziert, wobei ein Teil für den Aufbau von Proteinen, die Aufrechterhaltung der starren Struktur der Zelle, ihrer »Knochen und Muskeln«, die Fortpflanzung durch Zellteilung, die Abwehr von Eindringlingen, die Beseitigung von Abfallstoffen und vieles mehr verwendet wird. Keine vom Menschen geschaffene Maschinerie ist auch nur annähernd so effizient und vielfältig.
- *Gleichgewicht.* Der menschliche Körper ist mehr Stress ausgesetzt als jeder andere Organismus. Wir müssen mit Lärm, Unfällen, Gewalt, Druck am Arbeitsplatz und schwierigen Beziehungen zurechtkommen und sind darüber hinaus in der Lage, extreme körperliche Leistungen wie Bergbesteigungen oder Marathonläufe zu absolvieren. Angesichts solcher Belastungen kann unser Körper nur einen engen Temperaturbereich aushalten – hohes Fieber kann im schlimmsten Fall zu bleibenden Hirnschäden oder zum Tod führen.

Doch irgendwie bleibt unser Körper in einem dynamischen Gleichgewicht und kehrt immer wieder in den Ruhezustand zurück, sobald die äußeren Belastungen wegfallen oder reduziert werden.

- *Kohärenz.* Die Fähigkeit eines Systems, sich mit einem anderen zu synchronisieren, ist für das Leben unerlässlich. Atome, Moleküle, Zellen, Gewebe und Organe müssen in einer Lebensgemeinschaft zusammenwirken. Wie sie das tun, ist bis heute ein Rätsel. Quantenkohärenz und elektromagnetische Felder sind nur rudimentäre Erklärungsversuche, wenn es darum geht, wie der menschliche Körper oder auch nur eine einzelne Zelle entsteht und erhalten wird.
- *Asymmetrie.* Gleichgewicht und Kohärenz sind für Lebewesen unverzichtbar, aber Ungleichgewicht und Inkohärenz sind ebenso überlebensnotwendig. Die Natur zerbricht Eier, um Omeletts zu machen, durch einen Prozess, den Physiker »Symmetriebrechung« nennen. Anstatt immer ausgeglichen und intakt zu bleiben, brauchen die dynamischen Prozesse im Körper eine perfekt regulierte Mischung aus Schöpfung und Zerstörung. Wie diese Gegensätze koexistieren, bleibt ein Geheimnis.

Um es nicht zu kompliziert zu machen, hören wir hier auf. Das Leben wird durch andere Modelle wie die Informationstheorie, die Thermodynamik und die Quantenbiologie erforscht, die jedes Jahr neue Fortschritte machen. Aber im Grunde besteht die Unvollkommenheit nicht auf der Ebene der Physik oder gar der Information. Die Wurzel der Unvollkommenheit liegt vor allem in einem unzulänglichen Modell des Körpers. Einige der eklatantesten Fehler sind nachstehend aufgeführt:

- *Körper-als-Maschine.* Die Wissenschaft ist sich einig, dass der menschliche Körper eine unglaublich komplexe Maschine ist, und doch ist er überhaupt nicht maschinenhaft. Maschinen können nicht denken, sich nicht selbst heilen, Stimmungsschwankungen haben, glücklich oder traurig sein und so weiter. Alle Maschinen verschleißen mit der Zeit durch Reibung und Entropie. Wenn wir jedoch Sport treiben, werden unsere Muskeln mit der Zeit immer besser, und die Zellen reparieren sich selbst durch Selbstheilungsprozesse, die einer Maschine völlig fremd sind.

- *Körper-als-Ding.* Wenn wir über das Maschinenmodell hinausgehen, kommen wir zu der Vorstellung, dass der Körper ein physisches Ding ist, mit den gleichen Eigenschaften wie Felsen, Berge und Sterne. Der Dinghaftigkeit des Körpers steht jedoch entgegen, dass keiner seiner Basiskomponenten belebt ist und niemand weiß, wie unbelebte Materie zu leben, geschweige denn zu denken, zu fühlen und Bewusstsein zu erlangen gelernt hat.
- *Ein Wunder der Komplexität.* Mit 100 Milliarden Neuronen und Billionen von synaptischen Verbindungen im menschlichen Gehirn sind wir zweifellos das Produkt von Komplexität, angefangen bei der Struktur der DNA. Aber diese Komplexität kann nicht erklären, wie der Geist entstanden ist. Den Geist mit komplexen biochemischen Substanzen in Verbindung zu bringen, ist so, als würde man sagen, wenn man einem Stapel Spielkarten mehr Karten hinzufügt, lernt der Stapel Poker zu spielen.
- *Informationsspeicher.* Der derzeitige Hype um die Informationstheorie beruht auf zwei Faktoren: erstens auf der offensichtlichen Tatsache, dass sich Systeme auf allen Ebenen der Natur an die in ihnen kodierten Informationen »erinnern« müssen, und zweitens auf der Tatsache, dass Daten und Informationen uns von der Bindung an physische Dinge und ihrer Unfähigkeit, lebendig zu sein, zu befreien scheinen. Information bewahrt das Wissen über die Grenzen der Körperlichkeit hinaus. Aber selbst der gelehrteste Geist, vollgestopft mit jahrzehntelang gesammeltem Wissen, schützt den Körper nicht davor, krank zu werden, zu altern und zu sterben.

Da alle diese Modelle fatale Fehler aufweisen, welches Modell ist dann am besten? Eines, das auf Bewusstsein beruht. Der Geist kann nicht aus den Grundbestandteilen des physischen Universums erschaffen werden. Wir sind in erster Linie bewusste Wesen. Warum also nicht mit Bewusstsein als dem wesentlichem Element beginnen, dem X-Faktor, der erklärt, wie unser eigenes komplexes Leben entstanden ist? Wenn die Wissenschaft eines Tages die Natur als einen Strom kreativer Intelligenz erforscht, werden viele Rätsel über Nacht verschwinden und neue Horizonte sich auftun. Die gegenwärtige allmähliche Auflösung der Grenzen ist das sicherste Zeichen dafür, dass sich die Unvollkommenheit des menschlichen Körpers als unnötig und offen für Veränderungen erweisen wird.

Eine neue Perspektive: die Fitnesslandschaft

Chronische Erkrankungen wie Typ-2-Diabetes, Bluthochdruck und koronare Herzkrankheiten sind bekannte Leiden älterer Menschen. Hinzu kommen die meisten Krebsarten, die sich oft Jahre oder Jahrzehnte vor dem Auftreten von Symptomen entwickeln.

Ein fragmentarisches Vorgehen, bei dem die Krankheiten einzeln behandelt werden, entspricht nicht der Funktionsweise des Körpers, nämlich als Feld – das ist das Grundkonzept des Quantenkörpers. Aber wir können das Feld näher an unser tägliches Leben heranbringen. ohne auf wissenschaftlichen Jargon zurückgreifen zu müssen.

Beginnen wir mit einem Bild. Stellen Sie sich ein Tal vor, das von Bergen umgeben ist. Sie leben im Tal, aber Ihr Beruf (vielleicht sind Sie Holzfäller oder Forstaufseherin) führt Sie auf einen der Berge, und nach getaner Arbeit steigen Sie wieder hinab, um Ihr Leben im Tal fortzusetzen.

Dieses Bild bildet die Grundlage für die »Fitnesslandschaft«, wie das neue Modell genannt wird. Die Landschaft besteht aus einem Tal (Ihr normaler gesunder Zustand), während die Hügel und Berge die Belastungen und Herausforderungen darstellen, denen Ihr Körper durch Krankheit, Trauma, Angst, Depression und Alterung ausgesetzt ist. Das Versprechen lebenslangen Wohlbefindens liegt in Ihrer Fähigkeit, den Berg dieser Herausforderungen zu erklimmen und dann in das Tal der Gesundheit zurückzukehren.

Jüngere Menschen wählen eher den steilen Aufstieg vom Tal auf den Berg und sind relativ schnell oben. Das Tal, in das sie zurückkehren, ist dasselbe, das sie verlassen haben. Mit zunehmendem Alter, erlebten Traumata, Belastungen und Krankheiten wird es immer schwieriger, den Berg zu erklimmen und in das Tal eines gesunden Geistes und Körpers zurückzukehren. Die Zeit arbeitet gegen uns. Wenn wir uns wenig oder gar nicht bemühen, den Berg zu erklimmen, wird es immer schlimmer. Wie eine schwache Feder, die nur langsam in ihre ursprüngliche Form zurückkehrt, schwächt Trägheit (sowohl körperlich als auch geistig) unsere Widerstandskraft.

Es gibt noch einen zweiten Aspekt in der Fitnesslandschaft, der eine weitere Erkenntnis bringt. Wenn Sie zum Arzt gehen und verschiedene Vitalwerte messen lassen, geben die Testergebnisse eine Momentaufnahme von Dingen wie Blutdruck, Herzfrequenz, Blutzucker und so weiter. Der Körper ist jedoch ständig in Bewegung und damit auch diese Vitalwerte. Ihr aktueller Blutdruck ist ein einzelner Punkt auf einer Landkarte. Sie brauchen aber Linien, Leitlinien, die Ihnen den Weg weisen. Längerfristige Verlaufsmessungen Ihres Blutdrucks, Ihrer Cholesterinwerte, Ihrer Sauerstoffsättigung im Blut usw. zeigen Entwicklungstendenzen auf, und die Tendenz ist das wirklich Wichtige, nicht die Momentaufnahme.

Die Fitnesslandschaft geht über den üblichen Gebrauch des Wortes *Fitness* hinaus, das Bilder von Fitnessstudios und Muskeltraining vermittelt. Ein solches Körpertraining ist sicherlich nützlich, aber unser Thema ist ganzheitlicher. Um die Anstrengung einer Bergtour mit der Gewissheit auf sich nehmen zu können, wieder im Tal anzukommen, brauchen Sie nicht nur einen fitten Körper, sondern auch einen fitten Geist. Die Gefahr einer solchen Tour besteht darin, dass Sie sich auf dem Rückweg verirren und in ein anderes Tal gelangen, wodurch sich Ihre Grundvoraussetzungen ändern. Im Tal gewöhnen Sie sich dann an eine neue Normalität, die nicht so leicht wieder rückgängig gemacht werden kann, wie beispielsweise chronischer Bluthochdruck, Depressionen, Angstzustände, Übergewicht oder dauerhafte Defizite durch Krankheit und Alterung.

Ganzheitlich klingt etwas abstrakt, also ersetzen wir das Wort durch persönlich. Was könnte persönlicher sein als Ihr Wohlbefinden, und das passt auch zur Fitnesslandschaft, um die es hier geht. Ihr Wohlfühlprofil umfasst eine ganze Reihe von Faktoren – Ihre psychische Verfassung, Ihre Arbeitszufriedenheit, Ihren allgemeinen

Gesundheitszustand und Ihre Krankengeschichte, Ihre Beziehungen und Ihre Lebenszeit. Die medizinische Wissenschaft kann Sie nicht optimal durch diese miteinander verknüpften Faktoren führen, aber irgendwie müssen Sie einen Weg finden.

Die beste Leitlinie ist wahrscheinlich die Widerstandsfähigkeit (Resilienz). Sie ist wie eine starke Feder, die schnell wieder zurückspringt und sie gibt Ihnen die Fähigkeit, einen Berg zu erklimmen (sei es eine Krankheit, eine Operation, eine Scheidung oder eine andere Herausforderung, die mit Stress verbunden ist) und so gut wie neu ins Tal zurückzukehren. »So gut wie neu« ist in der Jugend erstaunlich einfach, im mittleren Alter eine größere Aufgabe und im Rentenalter ein Grund für erhöhte Achtsamkeit, aber es geht immer um dasselbe: »So gut wie neu« sollte Ihr Standard, Ihre Messlatte sein.

So gut wie neu ist mehrdimensional. Liebe, Freude, Kreativität, Einfühlungsvermögen, Mitgefühl, innerer Frieden und Selbstwert altern nicht und sind zu jedem Zeitpunkt im Leben so gut wie neu. Deshalb sollten sie voll und ganz in Ihrer Resilienz stehen. Wenn Sie auf jede erdenkliche Weise kreativ sind, werden Sie davon viel mehr profitieren, als wenn Sie ins Fitnessstudio gehen und Ihr Müsli essen. Allgemeiner ausgedrückt: Der Schlüssel zu all dem Genannten ist Gewahrsein. Die wahre Widerstandsfähigkeit – körperlich, geistig, emotional und in den Beziehungen zu anderen – liegt im Bewusstsein.

Die Zeit für Wearables wie Smartwatches und -armbänder, Datenbrillen oder sogar digitale Ringe, die wichtige Vitalparameter überwachen und Ihren allgemeinen Gesundheitszustand, Ihre Stressresistenz und andere Variablen wie Herzfrequenz und Blutdruck anzeigen, ist näher, als Sie denken. Aber es liegt in Ihrer Verantwortung, in Ihrem Gewahrsein belastbar zu bleiben, sich »so gut wie neu« als lebenslanges Ziel zu setzen und sich anzustrengen, den Berg zu erklimmen, in der Zuversicht, dass Sie wieder ins Tal zurückkehren werden. Das neue Modell der Fitnesslandschaft, das auf positiver Motivation statt auf Angst vor Risiken basiert, ist aufregend genug, um eine neue Zukunft für alle zu eröffnen.

Die bemerkenswerte Bedeutung der habitablen Zone

Bei der Suche nach Leben auf anderen Planeten kommt das Konzept der habitablen Zone, der richtigen Mitte zwischen zwei Extremen, zum Tragen. Diese bewohnbare Zone oder Ökosphäre zeichnet sich durch den richtigen Abstand aus, den ein Planet von seinem Zentralgestirn (in unserem Sonnensystem also die Sonne) haben muss, damit sich auf seiner Oberfläche Leben entwickeln kann. Der kritische Faktor ist die Hitze, denn so nah wie zum Beispiel Merkur und Venus an der Sonne sind, ist es dort unerträglich heiß, während es auf den weiter entfernten Planeten Saturn und Jupiter unerträglich kalt ist. Das Konzept der habitablen Zone macht Sinn, auch wenn es einen Korrekturfaktor geben muss, da Planeten und Monde, die groß genug sind, ihre eigene Wärme erzeugen können.

So simpel es auch klingen mag, die habitable Zone bestimmt in vielerlei Hinsicht, wie erfolgreich das Leben eines Menschen verläuft und gleichzeitig die Wahrscheinlichkeit, sich bis ins hohe Alter wohlzufühlen. Die menschliche habitable Zone beginnt mit unserer Physiologie. Der Temperaturbereich, mit dem der menschliche Körper überleben kann, ist erstaunlich eng. Wenn die Körpertemperatur über 42 Grad Celsius steigt oder unter 32 Grad fällt, ist das lebensbedrohlich. Unsere habitable Zone für die Körperkerntemperatur beträgt also nur etwa 10 Grad.

Ein Mensch hat viele sich überlappende habitablen Zonen. Es kann zum Beispiel tödlich sein, drei Tage lang kein Wasser zu trinken, elf Tage lang nicht zu schlafen (das ist die längste bekannte Wachzeit eines Menschen, aber Schlafentzug verursacht schon lange vorher Schäden) und drei Minuten lang keinen Sauerstoff im Gehirn aufzunehmen. Dann gibt es die psychologischen habitablen Zonen. Wenn jemand einsam, deprimiert, ängstlich, trauernd oder über ein gewisses Maß hinaus gestresst ist, kommt der Punkt, an dem es kein Zurück mehr gibt und der Zustand chronisch wird. Chronisch depressive Menschen haben ein höheres Krankheits- und Sterberisiko.

So komplex dieses Bild auch sein mag (und wir haben kaum an der Oberfläche gekratzt), das lebenslange Wohlbefinden scheint von etwas ganz Einfachem abzuhängen: dem Verbleib in der habitablen Zone. Dieser kleine Tipp verbindet viele Phänomene, die von der Medizin, der Psychologie und den Sozialwissenschaften bestätigt werden. Hier eine Liste, die keinerlei Anspruch auf Vollständigkeit erhebt:

- Entzündungen werden mit vielen chronischen Krankheiten in Verbindung gebracht, darunter Bluthochdruck, Herzerkrankungen und wahrscheinlich auch Krebs. Schon ein geringes Maß an chronischer Entzündung, das der Patient nicht einmal bemerkt, kann die effiziente Wärmeverteilung im Körper stören. Es kommt zu einem Kaskadeneffekt, der zu Zellstörungen und schließlich zu Krankheitssymptomen führt.
- Stress wirkt sich auf jedes System im Körper aus, auch auf unsere Gefühle. Die Stressreaktion hat sich entwickelt, um mit akutem Stress umzugehen, der einige Minuten oder vielleicht Stunden anhält. Eine Stressreaktion auf niedrigem Niveau, die beispielshalber durch anhaltenden Druck am Arbeitsplatz oder in Beziehungen ausgelöst wird, hat jedoch negative Folgen. Die ersten Anzeichen sind psychischer Natur und beginnen typischerweise mit Müdigkeit und Lethargie. Mit der Zeit weiten sie sich auf den körperlichen Bereich aus und betreffen praktisch alles, was durch das Nerven- und Hormonsystem reguliert wird.
- Für das Überleben unserer Art sind soziale Bindungen wichtig. Die Menschen lebten in Gruppen zusammen, um aus-

reichend Nahrung zu finden, Raubtiere abzuwehren und die Bedrohung durch Gewalt von möglichen Eindringlingen zu kontrollieren. Menschen, die isoliert, einsam und von sozialer Unterstützung abgeschnitten sind (insbesondere von engen Freunden und der Familie), haben geringere Chancen auf Erfolg und Wohlbefinden.

Diese kritischen Bereiche sind miteinander verbunden. Deshalb hat zum Beispiel ein Mensch, der sein Leben lang mit wenig oder gar keiner Unterstützung auskommen muss, ein erhöhtes Risiko, einen tödlichen Herzinfarkt zu erleiden. Es ist faszinierend zu sehen, wie Grundprinzipien der Physik auf so komplexe Lebewesen wie den Homo sapiens anwendbar sind. In der Physik sind subatomare Teilchen durch ein Phänomen miteinander verbunden, das als Quantenverschränkung bekannt ist. Wir Menschen haben einen Körper, in dem jede Zelle mit jeder anderen verschränkt ist, und wir haben Beziehungen, die uns durch emotionale Verschränkung verbinden.

Die Natur ist in der Tat als eine Hierarchie von Verbindungen definiert, was zu einem alten indischen Sprichwort passt, das sich mit »Wie im Großen, so im Kleinen. Wie das Atom, so das Universum.« übersetzen lässt. Ähnlich lautet im westlichen Kulturraum eines der »hermetischen Prinzipien«, das Prinzip der Analogie: »Wie oben, so unten; wie innen, so außen; wie der Geist, so der Körper«. Wir gefährden unser Leben auf allen Ebenen, wenn wir uns zu weit aus der habitablen Zone herauswagen. Schlaf, Wasser und Körpertemperatur wurden bereits erwähnt, aber um das Bild zu erweitern, müssen wir auf die »Broken-Windows-Theorie« aus der Soziologie zurückgreifen. Diese Theorie besagt, dass eine zerbrochene Fensterscheibe schnell repariert werden muss, um weitere Zerstörung in der Umgebung zu verhindern. Kleine Risse in der sozialen Kohärenz führen zu mehr Inkohärenz. Das Haus mit den zerbrochenen Fenstern zieht weiteren Vandalismus nach sich, die Bewohner des Viertels fühlen sich nicht mehr sicher und ziehen weg, was wiederum zum weiteren Verfall der Häuser führt.

Während die Broken-Windows-Theorie ihre Schwächen hat, wenn es um die Gesellschaft geht, ist sie gut auf unseren Körper anwendbar. Eine einzelne bösartige Zelle kann sich zu einem Tumor entwickeln, der Tumor zu metastasierendem Krebs und der Krebs zum tödlichen Verfall. Bei den meisten Menschen funktionieren zum Zeitpunkt des Todes noch mehr als 99 Prozent der DNA normal. Aber schon das Versagen eines einzigen lebenswichtigen Organs oder Systems (wie Herz oder Atmung) kann tödlich sein.

Die einfachste Lektion der Broken-Windows-Theorie ist, dass man ein Fenster gar nicht erst zerbrechen lassen sollte. Während bei einem Fenster klar ist, wer es eingeschlagen hat, bleibt es ein ungelöstes Rätsel, warum eine einzelne Zelle im menschlichen Körper bösartig wird oder warum die Auskleidung einer Arterie Risse bekommt, die zu Atherosklerose (Arterienverkalkung) führen. Auch weit verbreitete Krankheiten wie Typ-1-Diabetes und chronischer Bluthochdruck haben unklare Ursachen.

Als wichtigste Faktoren scheinen sich jedoch Schlafmangel, Entzündungen und Stress herauszukristallisieren, wobei zu berücksichtigen ist, dass diese Faktoren miteinander in Wechselwirkung stehen. Die Priorität muss darin bestehen, jede Nacht gut und gesund zu schlafen und den täglichen Stress zu reduzieren, der ein Auslöser für Entzündungsprozesse auf zellulärer Ebene zu sein scheint. Ironischerweise schenken die Menschen gutem Schlaf und Stressabbau im Allgemeinen nur wenig Aufmerksamkeit, so fundiert die Forschung zu diesen Lebensstilfaktoren auch sein mag.

Doch alle, die auf diese Faktoren achten, können die positiven Seiten der habitablen Zonen genießen. Wer emotional belastbar ist, auf sich selbst vertrauen kann, von einem höheren Lebensziel motiviert ist, sich der Unterstützung anderer sicher sein kann und selbst anderen beisteht, die Hilfe brauchen, der beachtet verschiedene habitable Zonen. Wenn es darum geht, lebenslanges Wohlergehen, Erfolg und bereichernde Beziehungen zu genießen, gibt es keine zuverlässigere Leitlinie, als sich selbst zu schätzen und gleichzeitig das Wohlbefinden anderer zu fördern.

Warum Schöpfung undenkbar ist

Beide Weltbilder – das vedische und das quantenphysikalische – versuchen, die Schöpfung zu erklären. Doch unabhängig von der Perspektive gibt es frustrierende Sackgassen. Das menschliche Gehirn baut eine Mauer auf, die unüberwindbar scheint. Hätten nicht irgendwann Anatomen menschliche Schädel geöffnet, wüssten wir nicht einmal, dass wir ein Gehirn haben. Aber die Blindheit des Gehirns reicht noch weiter.

Die grundlegendste Regel, die Journalistenschülern beigebracht wird, ist die der fünf Ws. Eine Nachricht muss die W-Fragen beantworten: wer, was, wann, wo und warum.

Wenn am ersten Weihnachtsfeiertag eine Bank in New York von drei berüchtigten Bankräubern überfallen wird, sind die fünf Ws einfach zu beantworten. Aber wenn es um die tägliche Realität eines jeden Menschen geht, sieht die Sache anders aus. Die Quantenphysik spielt eine große Rolle dabei, das Wo und Wann zu verzerren. Auf der Quantenebene ist jedes Ereignis nur eine Wahrscheinlichkeit, die keine definierten Grenzen in Raum und Zeit hat. Das Quantenfeld selbst hat keinen Ort – es ist überall gleichzeitig.

Die Frage »Wer?« spielt in der Quantenrechnung keine Rolle, da das Selbst nicht in Daten quantifizierbar ist und die Wissenschaft mit Daten arbeitet. Die Frage nach dem »Warum« wird ebenfalls verworfen, denn die Wissenschaft beschäftigt sich mit dem »Wie« der Schöpfung, nicht mit ihrem Zweck oder ihrer Bedeutung. Bleibt nur noch das »Was?«, das in der Journalistenschule für »Was ist passiert?« steht. Zumindest diese Frage lässt sich eindeutig wissenschaftlich beantworten. Was geschah (und weiterhin geschieht), ist der Schöpfungsprozess, der vom Urknall bis zu den subatomaren Teilchen reicht.

Für die moderne Wissenschaft ist es frustrierend, dass von den fünf Ws nur eines klar und rational beantwortet werden kann. Die vedische Weltanschauung hingegen gibt Antworten auf alle fünf Ws. Inzwischen sind wir in diesem Buch an einem Punkt angelangt, an dem die vedischen Antworten nicht mehr unverständlich sind.

> *Von wem handelt die Geschichte?* Von Menschen, die bewusste Erfahrungen machen.
>
> *Was geschah?* Die Schöpfung entstand, als reines Bewusstsein begann, sich als Erfahrung zu manifestieren
>
> *Wann geschah es?* Bevor die Zeit begann.
>
> *Wo geschah es?* An einem Ort, an dem Raum erschaffen wurde.
>
> *Warum geschah es?* Weil es in der Natur des Bewusstseins liegt, zu erschaffen.

Das Frustrierende an diesen Antworten ist nicht, dass sie falsch sind. Tatsächlich verschmelzen sie mit der Quantenphysik, sobald die Physik Bewusstsein im Universum zulässt. Quantenkörper und Kausalkörper sind, wie wir gesehen haben, Synonyme. Das Problem ist, dass beide Weltbilder versuchen, etwas zu beschreiben, das nicht vorstellbar ist. Das menschliche Gehirn ist dieser Herausforderung mit gewöhnlichem Denken nicht gewachsen.

Denken findet in Worten statt (zumindest wenn es um wissenschaftliche Fragen geht), und Worte haben uns schon bei den fünf Ws im Stich gelassen, egal welche Weltanschauung wir bevorzugen. Zwei Antworten sind ungereimt.

Wann geschah es? Bevor die Zeit begann.

Das ist widersinnig, denn »vorher« ist ein Wort, das auf linearer Zeit basiert. Die alltägliche Welt benutzt eine Uhr, um vorher und nachher zu messen, aber wo immer die Zeit herkommt, funktioniert es nicht so. Sonst wäre es nur eine andere Version der Zeit und nicht ihr Schöpfer.

Wo geschah es? An einem Ort, an dem Raum geschaffen wurde.

Auch diese Antwort passt nicht, denn »wo« bezieht sich auf Orte im Raum und nicht auf den Ort, an dem der Raum entstanden ist.

Wenn wir »Wann?« und »Wo?« aber ausklammern, ist das menschliche Gehirn nicht mehr in der Lage, die Fragen zu verarbeiten. Schließlich arbeitet es in der Raumzeit. Alles, woraus das Gehirn besteht – vor allem Wasser und einige Grundsubstanzen wie Kohlenstoff, Wasserstoff, Sauerstoff und Stickstoff – ist in Raum und Zeit gefangen. Diese Bestandteile bieten keinen Ausweg in eine Realität, die jenseits von Raum und Zeit liegt und in der die Schöpfung beginnt.

Kurz gesagt, das Gehirn hat keine Ahnung von Schöpfung, obwohl es ständig kreative Ideen aussendet. Auf geheimnisvolle Weise entspringt alles, was man sich vorstellen kann – der brillanteste Gedanke, das tiefste Gefühl, die schönste Kunst und Musik – einer Quelle, die unvorstellbar ist. Es ist schwierig, diese Tatsache in Worte zu fassen. Vielleicht helfen ein oder zwei Beispiele.

Ein Musikkomponist arbeitet mit einer kleinen Handvoll Noten – wenn man die Bässe und Kreuze mitzählt, gibt es in der westlichen Standardskala nur zwölf Noten. Es ist erstaunlich, dass Millionen von Kompositionen im Laufe der Jahrhunderte auf nur zwölf Noten basieren können, und niemand kann erklären, wie das möglich ist. Komponisten verwenden keine mathematischen Algorithmen, um Musik zu schaffen. Sie streben nach dem Schönen, und jedes Mal, wenn eine Melodie wie »Let It Be« von den Beatles erklingt, erkennen Millionen von Zuhörern sofort ihre Schönheit. Niemand kann sagen, wie diese gemeinsame Wahrnehmung funktioniert, aber wenn eine Musikgruppe die Notenseiten von »Let It Be« auf den Kopf stellen und spielen würde, wüssten die Zuhörer sofort, dass die Schönheit verschwunden und durch etwas sehr Unschönes ersetzt worden ist.

Es ist nicht nachvollziehbar, warum Mozart und Bach ebenso wie Lennon/McCartney große Melodiker sind, viele andere berühmte

Komponisten wie Beethoven aber nicht. Schöne Musik wird beim Hören als solche erkannt. Dieses Wissen existiert im Bewusstsein, es gibt keine Region im Gehirn, die Schönheit erkennt.

Das Gehirn macht viele Dinge, die ähnliche Rätsel aufgeben. Dank der Großhirnrinde konnten wir rechnen lernen, und Einstein konnte die Allgemeine Relativitätstheorie formulieren. Aber wir haben das gleiche Großhirn wie unsere prähistorischen Vorfahren vor dreißigtausend Jahren, und die brauchten es nicht zum Rechnen. Wahrscheinlich konnten sie nicht einmal ihre Finger und Zehen zählen. Ungenutzte Fähigkeiten verschwinden normalerweise aus einem Genpool. Für die Fähigkeit zu rechnen galt diese Regel offenbar nicht. Woher kommt die Mathematik eigentlich? Die einzig plausible Antwort ist das Bewusstsein.

Feinschmecker lieben den Geschmack der schwarzen Trüffel, und die chemische Zusammensetzung dieses seltenen Pilzes, den Schweine in französischen Eichenwäldern erschnüffeln, ist kein Geheimnis. Aber es gibt keine Erklärung dafür, was gut schmeckt und was nicht, oder warum etwas überhaupt einen Geschmack hat. Alle fünf Sinne kommen von einem unvorstellbaren Ort, genau wie das Gedächtnis, die Liebe, die Wahrheit und all die anderen Fähigkeiten, deren Existenz wir für selbstverständlich halten.

Offensichtlich gibt der kreative Prozess seine Geheimnisse nicht preis, selbst wenn es um die grundlegendsten Aspekte geht. Unternehmen wie Microsoft und Apple sichern sich ihren Marktvorsprung durch Innovation, und für sie steht viel auf dem Spiel, wenn es um die Kreativität der Menschen geht, die sie einstellen. Es wäre von unschätzbarem Wert, den Ideenfindungsprozess zu beschleunigen oder zumindest herauszufinden, wer kreativ ist und warum. Doch nach viel Zeit, Geld und Mühe sind zahlreiche Studien zu dem Schluss gekommen, dass Kreativität weder beschleunigt noch denjenigen beigebracht werden kann, die von vornherein nicht kreativ sind. Wie das Gehirn, das nicht weiß, dass es existiert, schaffen wir etwas, ohne zu wissen, wie oder warum.

Aber das Unvorstellbare geht noch viel weiter. Dies bestätigt ein Artikel in der Januarausgabe 2023 von *Scientific American* mit dem

Titel »The Universe Is Not Locally Real«. Es wäre eine Untertreibung, dies als »eine der verwirrendsten Entdeckungen der letzten fünfzig Jahre« zu bezeichnen, denn über die Sprache der Quantenphysik hinausgehend, versucht der Artikel zu beweisen, dass »lokale« (also physische) Objekte keine definierten Ränder und Grenzen und nicht einmal bestimmte Eigenschaften haben. Diese Eigenschaften wie Gewicht, Masse, Position und so weiter erhalten sie erst, wenn sie gemessen werden. Der Beobachter entscheidet, wie er die Messungen aufstellt, und diese Anordnung determiniert bis zu einem gewissen Grad die Eigenschaften des beobachteten Objekts. Oder um noch einen Schritt weiter zu gehen: Objekte erhalten ihre Realität dadurch, dass sie wahrgenommen werden. Es gibt keine Realität jenseits der Beobachtung.

Einstein war skeptisch gegenüber der Quantenmechanik, weil sie zu der absurden Schlussfolgerung führte, dass der Mond (oder jedes andere physikalische Objekt) erst dann existiert, wenn man ihn betrachtet. Aber genau diese Folgerung scheint nun (fast) bewiesen zu sein. Sehen heißt glauben, sagen wir alle, aber sehen heißt eigentlich erschaffen, was keinen Sinn ergibt. Warum sollte das scheinbar völlig passive Betrachten eines Objekts seine Eigenschaften hervorbringen? Warum sollte das Messen desselben Objekts, ohne es in irgendeiner Weise zu berühren, die Eigenschaft hervorbringen, die wir messen?

Was für die subatomaren Teilchen gilt, gilt auch für den Quantenkörper: Er muss aus Potenzialen und Möglichkeiten erschaffen werden. Die Schöpfung beginnt in einem Feld unendlicher Möglichkeiten und entfaltet sich in Stufen bis hin zur physischen Welt. Was Ihren physischen Körper real macht, ist der Fluss der Möglichkeiten durch jede Ebene der Schöpfung. Sie stehen am Dreh- und Angelpunkt der Schöpfung, denn Ihr Körper wird dadurch definiert, wie Sie sich zu ihm in Beziehung setzen. Das klingt so seltsam wie die Vorstellung der Quantentheorie, dass Wellen zu Teilchen werden, wenn man sie beobachtet. Aber auch hier hat Heisenberg die Wahrheit treffend formuliert: »Was wir beobachten, ist nicht die Natur selbst, sondern Natur, die unserer Art der Fragestellung ausgesetzt ist.«

Als kleines Kind haben Sie zunächst einmal ihre herumfuchtelnden Hände wahrgenommen, ohne zu wissen, dass es Ihre eigenen waren. Jede Hand war nur ein blasses Etwas, das irgendwie in der Luft herumwedelte. Dann fingen Sie an, Fragen zu stellen:

- Was ist das für ein Ding?
- Gehört es mir?
- Wie fühlt sich eine Hand an?
- Was kann eine Hand tun?

Ausgehend von diesen grundlegenden Fragen eröffneten sich mit Ihrem zunehmenden Gewahrsein unendliche Möglichkeiten. Kann Ihre Hand ein Soufflé zubereiten, Bach auf dem Klavier spielen, ein Frisbee fangen oder einen Rekord in einem Videospiel aufstellen? Das Potenzial Ihrer Hand ist unbegrenzt, während das Potenzial der Hand eines höheren Primaten wie eines Gorillas oder Schimpansen es nicht ist, denn *Sie* können Fragen stellen, die viele verschiedene Möglichkeiten ausloten. Wenn Sie Ihre Hand nicht selbst bewusst erfahren, bleibt sie ein blasses Etwas, das sich vor Ihren Augen hin- und herbewegt.

Wenn Sie einen Körper nur haben, indem Sie ihn erfahren, wer ist dann der oder die Erfahrende? Diese Frage führt uns zurück zur wichtigsten der fünf Ws, nämlich: »Wer ist die Person, von der die Geschichte handelt?« Finden Sie eine gute Antwort, und Sie werden zum Kern der Schöpfung vordringen. Sollten Sie jemals innegehalten und sich ernsthaft gefragt haben: »Wer bin ich?«, dann haben Sie den meisten Menschen etwas voraus.

Eine tiefgreifende Entscheidung zur Selbstbefreiung steht Ihnen bevor. Wenn Sie den Weg weit genug zurückverfolgen, führt Sie die Frage »Wer bin ich?« zu Einsteins Aussage, dass entweder nichts ein Wunder ist oder alles. Auf den ersten Blick scheint es keine Verbindung zwischen »Ich« und Wundern zu geben. Aber ein Wunder ist, einfach definiert, ein übernatürliches Ereignis. Die Vorsilbe »über« verweist auf die Frage, die auch für das »Ich« gilt: Werden wir auf etwas hingewiesen, das über oder jenseits der Natur steht?

Mit rationalem Denken können Sie nicht über die Natur hinausgehen, weil das Gehirn an die Grenzen von Raum und Zeit gebunden ist. Aber Sie können die rohe Natur transzendieren, das heißt, Sie können die Bewusstseinsebene bestimmen, auf die sich Ihr Gewahrsein konzentriert. Es ist jedoch durchaus möglich, das Potenzial für ein höheres Bewusstsein zu haben, ohne es auszuschöpfen. Sich seines Status als kosmisches Wesen nicht bewusst zu sein, ist die einfachste Sache der Welt:

- Denken Sie so, wie alle anderen auch.
- Folgen Sie alten Gewohnheiten und Konditionierungen.
- Akzeptieren Sie die kollektiven Überzeugungen und Normen der Gesellschaft.
- Passen Sie sich an, um sich sicher zu fühlen.
- Klammern Sie sich an Ihre Geschichte als Ihre Identität.
- Schützen Sie Ihr Selbstbild.
- Kümmern Sie sich nur um sich selbst.

Sobald Sie die Situation als das erkennen, was sie ist, stehen Sie an der Schwelle zur Lösung, die in dem Grundsatz liegt: »Löse dich von deinen Illusionen, und was übrig bleibt, wird real sein.« Im Gegensatz zu allem, was Sie bisher über Ihr alltägliches Selbst geglaubt haben, sind Sie bereits übernatürlich, was bedeutet, dass Ihr Quantenkörper über die physische Welt hinausgeht. Es bedarf keines Kampfes, keiner Anstrengung, keiner Suche und keiner großen Herausforderung. In dem Moment, in dem Sie erkennen, wie die Illusion funktioniert, beginnt sie zu verschwinden.

Trotz unserer Schwächen und blinden Flecken sind wir Menschen seit Jahrhunderten auf dem Weg, immer tiefer in unsere eigene Natur einzudringen. Die Tatsache, dass wir uns dabei der Chemie, Physik, Mathematik und Technologie bedienen können, zeigt, wie umfassend diese Werkzeuge geworden sind. Sobald Sie Ihre wahre Quelle im Bewusstsein erkennen, haben die Rishis ihre Arbeit getan. Dann sind Sie dort angekommen, wo wahre Kreativität beginnt. Die Antworten auf das Wer, Was, Wo, Wann und Warum sind Sie.

Schreiben Sie Ihre Erinnerungen in die Luft

Erinnerungen werden geschätzt oder gefürchtet, je nachdem, ob es sich um gute oder schlechte Erinnerungen handelt, und deshalb ist es sinnvoll, so viele glückliche Erfahrungen wie möglich zu machen. Das klingt nach einem guten psychologischen Rat, aber Spiritualität ist etwas anderes. Ein altes indisches Sprichwort sagt: »Zuerst werden Erfahrungen in Stein geschrieben, dann in Sand, dann in Wasser und schließlich in Luft.«

In diesem einen Satz ist der Weg der Erleuchtung zusammengefasst. Es geht um die Fähigkeit der Erfahrungen, zu unseren Erinnerungen zu werden. Wenn eine Erinnerung so stark ist, dass sie einen tiefen, sogar lebenslangen Eindruck hinterlässt, dann ist sie wie in Stein gemeißelte Worte. Um die Freiheit zu finden, im gegenwärtigen Augenblick zu leben, dürfen wir nicht in der Vergangenheit gefangen sein, in der uns starke, anhaftende und hartnäckige Erinnerungen festhalten. Deshalb geht es auf dem spirituellen Weg nicht darum, so viele positive Erinnerungen wie möglich zu sammeln, sondern darum, zu erkennen, ob Erinnerungen uns aufhalten und die Gegenwart mit Geistern der Vergangenheit überschatten.

Die Vergangenheit ist eine geistige Illusion, die durch Erinnerungen geschaffen wird. Der gegenwärtige Augenblick ist frei von der Vergangenheit, und je mehr wir im Hier und Jetzt leben, desto mehr lockern die Erinnerungen ihren Griff. Wie das erwähnte indische Sprichwort sagt, sind sie dann nicht mehr in Stein gemeißelt, sondern wie Zeichen im Sand, dann im Wasser und schließlich in der Luft. Wenn diese Abfolge rätselhaft klingt, dann vor allem deshalb, weil die moderne westliche Wissenschaft das Geheimnis des Gedächtnisses noch nicht entschlüsselt hat.

Funktionell gesehen ist das Erinnerungsvermögen die Fähigkeit, Informationen aufzunehmen, zu speichern und abzurufen. Nach dieser Definition »erinnern« sich Magnete daran, ihre Ausrichtung beizubehalten, Gummiteile erinnern sich daran, nach dem Dehnen zurückzuschnappen, eine Herzzelle erinnert sich daran, wie sie schlagen soll, und Computer erinnern sich an alles, was sich digital in Bits aus Einsen und Nullen kodieren lässt. Das menschliche Gedächtnis erinnert sich auch, aber die genauen Abläufe sind so rätselhaft, dass noch keine Erklärung gefunden wurde.

Das Rätsel des menschlichen Gedächtnisses kann nur gelöst werden, wenn zwei andere Rätsel gelöst werden: die Zeit und das Selbst. Als Einstein die Physik revolutionierte, indem er die Relativität einführte, wurde die Zeit flexibel, und noch modernere Theorien zeigten auf, dass die Zeit umkehrbar ist. Beides ist für die menschliche Erfahrung nichts Neues. In der Erinnerung tauchen wir in einer Art geistiger Zeitreise in die Vergangenheit ein und drehen die Zeit, die sich immer vorwärts bewegt, zurück.

Das ist aber auch ein wichtiger Hinweis auf die Täuschungen, die das Gedächtnis erzeugt, denn es gibt keine wirkliche Reise in die Vergangenheit. Erinnerungen treten in der Gegenwart auf. Physiologisch gesehen muss das so sein, denn alle Zellen, auch die Neuronen in den Gedächtniszentren des Gehirns, arbeiten nur in der Gegenwart. Wir rufen eine Erinnerung ab, indem wir einen gespeicherten Eindruck aktivieren – obwohl niemand genau weiß, wie genau das funktioniert – und wenn ein Eindruck aus der Vergangenheit aktiviert wird, bringt er nicht nur einfache Rohinformationen mit sich, sondern auch visuelle Bilder, emotionale Ladungen und eine sehr individuelle Färbung. Geschwister haben nie genau die gleichen Kindheitserinnerungen – auf der Leinwand der Erinnerung läuft bei jedem ein anderer Film ab.

Es ist offensichtlich, dass Erinnerungen individuell sind, aber warum das so ist, bleibt ein Rätsel. Irgendwie müssen wir das zweite menschliche Element, das Selbst, in Betracht ziehen. Das Selbst ist etwas Besonderes, weil es aus Erinnerungen besteht, aber auch welche schafft. Die »Etiketten«, die unsere Identität definieren, wie Rasse, Geschlecht, Sprache, Beruf und so weiter, sind eine Ansammlung von Erinnerungen. Wenn Sie sich an diese Etiketten nicht erinnern könnten, würden Sie dann an einer schweren Amnesie leiden, oder würden Sie sich mit dem Zeugen (siehe Durchbruch Nr. 3) identifizieren, der stillschweigend alle geistigen Aktivitäten überwacht? Niemand weiß es.

Über das Gedächtnis außerhalb des Gehirns wird an vielen Fronten spekuliert. Ein klassisches Forschungsprojekt, das 1961 an der Universität von Virginia unter der Leitung des inzwischen verstorbenen Psychiaters Ian Stevenson begann, untersuchte Tausende von Fällen von Kindern, die behaupteten, sich an frühere Inkarnationen zu erinnern, und deren Berichte bestätigt wurden – in der Regel handelte es sich um Erinnerungen an einen gewaltsamen oder traumatischen Tod. Die Fähigkeit, die Grenze zwischen Leben und Tod zu überschreiten, deutet darauf hin, dass es ein Selbst gibt, das über ein einzelnes Leben hinausgeht und sich nicht um die Grenzen der Zeit kümmert.

Einerseits befreit uns das menschliche Gedächtnis von den Beschränkungen der Uhr und des Kalenders. Unser Geist ist in der Lage, frei durch das mehrdimensionale Raum-Zeit-Kontinuum zu reisen und einen Blick in die Zukunft zu werfen. Andererseits hält uns das Gedächtnis in Illusionen und einem Durcheinander gefangen. Wenn wir älter werden und eine längere Zeitperspektive gewinnen, verschwimmen die Grenzen zwischen Vergangenheit, Gegenwart und Zukunft immer mehr, und Ereignisse, die Jahrzehnte zurückliegen, erscheinen uns wie gestern. Heute geht man davon aus, dass psychische Störungen wie Angst und Depression zumindest teilweise erlernte Verhaltensweisen sind, die immer wieder auftreten, weil wir sie nicht vergessen können.

Diese kurze Betrachtung kann das Geheimnis des menschlichen Gedächtnisses nur ansatzweise beleuchten, aber sie macht deutlich, wie instabil, unbeständig, vergänglich, unzuverlässig und kompliziert der gesamte Bereich des menschlichen Gedächtnisses ist. Das bringt uns zu der Idee zurück, Erinnerungen in die Luft zu schreiben, das heißt, den Problemen zu entkommen, die das Gedächtnis verursacht. Wenn Sie das könnten, würde Folgendes passieren:

- Sie würden nicht mehr von schmerzhaften Erinnerungen geplagt.
- Sie würden in der Gegenwart leben.
- Sie wären nicht den Verzerrungen und Illusionen der Erinnerung ausgesetzt.
- Ihr Gewahrsein wäre ein unbeschriebenes Blatt.
- Sie wären nicht auf die Geschichte fixiert, die Sie seit Ihrer Geburt leben.
- Sie würden die Leichtigkeit des Seins erfahren.

Der Grund dafür, dass diese Dinge nicht geschehen, liegt in der Funktionsweise des Gedächtnisses. Die Last der Vergangenheit ist in allem verstrickt, was Sie »Ich, mich und mein« nennen. Wenn Sie diese Last loswerden wollen, können Sie nicht erwarten, dass Ihre Ego-Persönlichkeit Ihnen dabei hilft, denn sie ist eine Schöpfung des Gedächtnisses und klammert sich deshalb mit zäher Hartnäckigkeit an die Vergangenheit. Die einzige Antwort ist, die Erinnerung zu transzendieren, und genau das bedeutet »in Luft geschrieben«. Sie orientieren sich nicht an Ihrer Ego-Persönlichkeit, die schwer ist und Sie nach unten zieht, sondern an etwas viel Einfacherem und Grundlegenderem, etwas Leichtem: Ihr Selbstgefühl.

Dieses Selbstgefühl ist von der Zeit unberührt. Es ist die einfache Erfahrung des »Ich bin«, die Sie schon immer begleitet hat. Das »Ich bin« wird ergänzt durch »Ich bin X« oder »Ich bin Y«, aber das muss nicht sein. Jenseits von »Ich bin hungrig«, »Ich bin klug«, »Ich bin weiblich«, »Ich bin Musiker« oder jedem anderen Satz, der mit »Ich bin« beginnt, gibt es das »Ich bin« selbst. Wenn Sie sich darauf konzentrieren, dass Sie existieren und Ihres Daseins gewahr sind, ändert sich alles. Das funktionale Gedächtnis arbeitet weiter – Körper und Gehirn vergessen nicht, was sie tun sollen.

Aber das persönliche Gedächtnis hat Sie nicht mehr unter Kontrolle, denn »Ich bin« ist das Tor zum reinen Bewusstsein, zu Ihrer wahren Quelle. Aus dieser Quelle fließen Intelligenz, Kreativität, Liebe, Mitgefühl, Einsicht und Glückseligkeit. Dies sind die höchsten Werte im Leben, und wir verdienen es, Zugang zu ihnen zu haben, ohne dass das Gedächtnis dazwischenfunkt. Keiner dieser Werte muss gelernt oder erinnert werden, sie sind angeboren und wir sind dazu geschaffen, sie aus erster Hand zu erfahren. Das ist das ultimative Versprechen von »in Luft geschrieben«, so wie unsere Erinnerungen sein sollten.

Wer hält den Laden am Laufen?

Es gehört zu den Merkwürdigkeiten des Daseins, dass es viel einfacher ist, am Leben zu bleiben, als am Leben zu sein. Im menschlichen Körper gibt es eine Kaskade von Prozessen, die perfekt aufeinander abgestimmt sind – der Körper bleibt am Leben, solange seine Organe am Leben sind, die Organe bleiben am Leben, solange das Gewebe am Leben ist, und das Gewebe bleibt am Leben, solange die Zellen am Leben sind. Diese Kaskade ist seit Jahrhunderten bekannt, und doch weiß niemand, warum Zellen überhaupt leben. Denn die chemischen Reaktionen in einer Herz-, Leber- oder Hirnzelle lassen sich ohne Weiteres im Reagenzglas reproduzieren, ohne dass dabei Anzeichen von Leben zu erkennen wären.

Wie bereits erwähnt, ist es für die Wissenschaft viel bequemer, nach dem »Wie« zu fragen als nach dem »Warum«. Wenn man untersucht, wie Zellen funktionieren, kann man klare Rückschlüsse auf die mikroskopischen Vorgänge in einer Zelle ziehen, die mit biochemischen Werkzeugen analysiert werden. Letztlich geht es in der Biologie zu 99 Prozent um das »Wie« der Lebewesen. Die quälende Frage nach dem »Warum« wird als grundsätzlich unwissenschaftlich ignoriert. Leider gibt es aber kein »Wie« ohne ein »Warum«. Bei einem Zusammenstoß zweier Autos ist die Physik des Aufpralls klar. Aber um wirklich zu erklären, was passiert ist, müssen wir herausfinden, ob einer der Fahrer vielleicht zu viel Alkohol getrunken hatte oder durch sein Smartphone oder etwas anderes abgelenkt war.

Der menschliche Faktor ist bei allem, was wir tun, entscheidend, aber in gewisser Weise gilt das auch für Zellen. Man denke nur an die Notwendigkeiten des Lebens in einem Körper. Die Zellen müssen zusammenarbeiten und miteinander kommunizieren. Sie müssen in Frieden miteinander leben und das Wohl des gesamten Körpers über ihr persönliches Wohl stellen. Das zeigt sich daran, dass Zellen bereit sind zu sterben, wenn sie nicht mehr gebraucht werden. Bösartige Krebszellen hingegen vermehren sich wie wild, um nicht zu sterben, und trotzdem gehen sie und der ganze Körper am Ende zugrunde.

Wenn wir alle menschlichen Qualitäten betrachten, die Zellen aufweisen – die Liste umfasst auch die Abwehr von Eindringlingen, die Unterscheidung von Freund und Feind auf der Ebene von Mikroorganismen und vieles mehr – stoßen wir auf eine massiv koordinierte Intelligenz. Die Intelligenz des Körpers ist dem menschlichen IQ keineswegs unterlegen, übersteigt aber die Fähigkeit der modernen Medizin, sie vollständig zu erklären. Es ist daher plausibel zu sagen, dass das Geheimnis des Lebens in der Entstehung von Intelligenz liegt, wo zuvor auf der urzeitlichen Erde nur rohe Chemie herrschte.

Dieser Zustrom von Intelligenz kann nicht aus dem Nichts gekommen sein, und die Suche nach ihren Wurzeln kann nicht bei der Chemie enden. Deshalb hat sich die moderne Wissenschaft irgendwann auf eine feinstofflichere Ebene der Natur – das Quantenfeld – begeben und die Quantenbiologie hervorgebracht. Wenn Sie wissen wollen, wer den Laden (alias das Leben) am Laufen hält, könnte das Quantenfeld die Antwort liefern.

Seltsamerweise ist diese tiefer gehende Analyse logisch und absurd zugleich. Logisch, weil die Wissenschaft mit der reduktionistischen Methode arbeitet, die alle Phänomene auf ihre kleinsten Grundbausteine reduziert. Absurd, weil ein Quantum milliardenfach kleiner sein kann als ein organisches Molekül (zu dem beispielsweise die Proteine gehören, die die grundlegenden Prozesse in einer Zelle steuern). Wenn wir uns mit Quanten beschäftigen, entfernen wir uns immer weiter von unserem alltäglichen Bild des Lebens.

Doch der Schein trügt. Das Geheimnis des Lebens ist nicht winzig, sondern unsichtbar, denn Intelligenz ist unsichtbar. Das Versprechen der Quantenbiologie besteht darin, auf der feinsten Ebene der Natur ein Verhalten zu bestätigen, das intelligent zu sein scheint. Betrachtet man, wie die Quantenbiologie die Prinzipien der Quantenphysik auf Lebewesen anwendet, wird die Kaskade des Lebens in unserem Körper beständig und kontinuierlich und offenbart, wie ganzheitlich das Leben wirklich ist.

Eine der auffälligsten Parallelen zwischen der Quanten- und der Makrowelt ist die sogenannte »Superposition« (Überlagerungszustand), die der gängigen Vorstellung widerspricht, dass nichts an zwei Orten gleichzeitig sein kann. Aus der Quantenperspektive gibt es jedoch Zustände, in denen sich Biomoleküle in Überlagerung befinden, was bedeutet, dass zwei oder mehr Zustände gleichzeitig am selben Ort existieren können. Ein Beispiel dafür ist Schrödingers Katze, dieses berühmte Gedankenexperiment, bei dem die (zum Glück nur imaginäre) Katze paradoxerweise gleichzeitig tot und lebendig ist.

Ebenso können zwei subatomare Teilchen, die durch einen beliebig großen Raum voneinander getrennt sind, irgendwie sofort wissen, was mit dem anderen passiert, indem sie schneller als mit Lichtgeschwindigkeit miteinander kommunizieren. Die Quantenbiologie könnte somit erklären, wie sich Gehirnzellen an verschiedenen Orten anscheinend koordinieren, ohne elektrische oder chemische Signale auszutauschen.

Weitere Beispiele für Quantenprozesse in der Biologie sind die Navigation von Zugvögeln, die winzige Veränderungen im Magnetfeld der Erde zu erkennen scheinen, und die Funktionsweise unserer Sinne: Das Sehen ist möglich, weil die Netzhaut Photonen, also Quantenpakete von Lichtenergie, einfangen kann. Tatsächlich ergibt es immer mehr Sinn, das gesamte menschliche Gehirn als einen Quantendetektor zu betrachten.

Dennoch reichen Quantenmessungen nicht aus, um das Leben zu erklären. In einer Zelle gibt es Milliarden von Beziehungen zwischen Tausenden von Proteintypen, verglichen mit etwa hundert Teilchentypen in der Quantenphysik. Die Erklärungsversuche der Physik zur Entstehung des Bewusstseins stoßen auf das Problem, dass ein Gedanke, ein Gefühl oder eine Empfindung nicht physikalisch ist. Das grundlegende Weltbild der Mainstream-Wissenschaft, dass es für alles eine physikalische Erklärung geben muss, scheitert an der Tatsache, dass niemand ein Quantum, ein Atom oder ein Molekül benennen kann, das denkt.

Das Bild muss also umgedreht werden. Es ist nicht wahr, dass die Materie den Geist erschaffen hat, aber es könnte wahr sein, dass der Geist die Materie erschaffen hat. Mit jedem Gedanken, den Sie haben, erzeugen Sie neue chemische Substanzen an den Synapsen in Ihrem Gehirn. Wenn Sie sich ängstlich fühlen, könnten Sie eine Kaskade von Stresshormonen auslösen, die Ihre Angst braucht, um zu entstehen. Aus der Sicht des Bewusstseins gibt es auf jeder Ebene der Natur kreative Intelligenz. Jedes System in der Natur – von einem Quant über Atome, Moleküle, Zellen, Gewebe, Organe bis hin zum menschlichen Körper und Gehirn – kann für sich selbst sorgen.

Das heißt, es organisiert sich selbst, erhält sich selbst, steht in Verbindung mit anderen komplexeren oder weniger komplexen Systemen und ist synchronisiert mit dem gesamten »System von Systemen«, dem menschlichen Körper (und dem Universum). Den Laden am Laufen zu halten, ist das Wesen lebender Systeme auf allen Ebenen. Fortschritte in der Quantenbiologie zeigen, dass lebendiges Verhalten die Schöpfung durchdringt. Wie bereits erwähnt, ist das, was früher »die große Kette des Seins« genannt und von christlichen Theologen auf Gott zurückgeführt wurde, heute die große Kette des Bewusstseins. Ohne sie zu vergöttern, können wir sie als die beste Erklärung dafür akzeptieren, warum es Leben gibt und nicht nur wie.

Was, wenn alles lebendig ist?

Eines der größten Versäumnisse der Wissenschaft ist es bis heute, nicht herauszufinden, warum Lebewesen leben. Eine der vielversprechendsten Theorien war einst der sogenannte »Vitalismus«, der davon ausging, dass eine unentdeckte »Lebenskraft« oder ein »Lebensfunke« lebende Dinge wie Bäume, Katzen und Amöben von unbelebten Dingen wie Felsen, Wasser und Salz trennt. Ein Verfechter des Vitalismus, der französische Philosoph Henri Bergson, erhielt 1927 sogar den Nobelpreis. Bezeichnenderweise handelte es sich dabei jedoch um den Nobelpreis für Literatur und nicht um einen Preis in einer naturwissenschaftlichen Disziplin, da niemand objektive Beweise für eine wie auch immer geartete Lebenskraft vorlegen konnte.

Irgendwann wendete sich das Blatt zum Gegenteil des Vitalismus, dem mechanistischen Weltbild (»Mechanizismus«), das Leben in physikalische Prozesse wie Stoffwechsel, Wachstum, Fortpflanzung, Anpassung, Evolution und Aussterben zerlegt. Problematischerweise ist dies bis heute die vorherrschende Denkweise. Vitalismus und Mechanizismus sind Gegensätze, und das bedeutet, dass im Spiel des Entweder-Oder das eine falsch und das andere wahr sein muss. Doch leider erklärt auch das mechanistische Weltbild das Leben nicht. Es erklärt höchstens, wie das Leben funktioniert, und das ist nicht dasselbe.

Warum nicht? Weil das Funktionieren und Verhalten im mechanistischen Weltbild auf Chemie und Physik zurückzuführen ist, die physikalische »Materie« der Schöpfung aber so rudimentären Gesetzen gehorcht, dass sie für Lebewesen kaum von Bedeutung ist. Denken Sie an den Eiffelturm. Können Sie die Entstehung dieses einzigartigen Bauwerks mit dem Verhalten seiner Eisenatome erklären? In der Tat besteht er vollständig aus Eisen, aber das Gleiche gilt für einen Klumpen Eisenerz, der in der Erdkruste vergraben ist. Ein Eisenatom muss viele Stadien durchlaufen, bevor es sich in ein Eisengerüst verwandelt. Die meisten dieser Stadien betreffen den Geist, und für den Geist gibt es keine physikalische Erklärung.

Nehmen wir für den Augenblick an, dass diese letzte Behauptung wahr ist. Materialisten werden dagegen protestieren, denn sie werden niemals die Vorstellung aufgeben, dass der Geist oder das Bewusstsein eine physische Grundlage haben muss. Dieses »muss« ist vergleichbar mit der Vorstellung, dass Gott existieren muss, wenn man religiös ist. In beiden Fällen steht das »muss« vor dem Beweis. Die Naturgesetze der Physik und Chemie gelten ausnahmslos, aber die Entstehung von Leben folgt nicht aus ihnen. Das Leben hält sich nicht an die Grundregel, dass zwei Atome oder Moleküle, die zusammenkommen, sich immer gleich verhalten. Es ist wie eine Mutter, die darauf besteht, dass ihre Kinder perfekt sind, obwohl sie ständig aus der Reihe tanzen.

Die Natur ist auf fantastische Weise aus der Reihe getanzt, vor allem, wenn es um die Erschaffung des Geistes oder des Bewusstseins geht. Nichts Physikalisches hätte dies vorhersagen können. Chemie und Physik betrachten die Natur als turbulenten Zufallsprozess. Ein Zufallszahlengenerator könnte niemals die Schönheit von Einsteins Gleichung $E = mc^2$ erzeugen. Und selbst wenn er es könnte, würde es so lange dauern, wie wenn ein Affe Jahrmillionen lang sinnlos auf einer Schreibmaschine herumtippen würde, bis alle Werke von William Shakespeare geschrieben wären (ein bekanntes Gedankenexperiment, das »Infinite Monkey Theorem«). Es gibt einen erstaunlichen Widerspruch zwischen Ordnung und Chaos im Universum. Offensichtlich existieren sie nebeneinander, aber niemand kann erklären, warum ein Atom oder Molekül Teil einer komplexen Struktur wie dem menschlichen Gehirn wird, während ein anderes, genau von derselben Art, ziellos umherirrt.

Die Quintessenz aus all dem ist, dass sowohl der Vitalismus als auch der Mechanizismus auf unterschiedliche Weise falsch zu sein scheinen. Für den Vitalismus ist die Lebenskraft rein immateriell, während das mechanistische Weltbild das Verhalten von Lebewesen beschreibt, ohne zu erklären, warum es so ist.

Heute, da das mechanistische Weltbild zunehmend in die Kritik gerät, versucht man es durch den Rückgriff auf die Quanten zu retten. Im Gegensatz zum starren Ursache-Wirkungs-Prinzip der Atome und Moleküle sind Quanten durch Prinzipien wie Unbestimmtheit, Fernwirkung, Wechsel zwischen Gleichgewicht (Quantenkohärenz) und Ungleichgewicht (Quantendekohärenz) und Verschränkung (unsichtbare Verbindungen zwischen subatomaren Teilchen) definiert, die allesamt neue Aspekte einbringen und neue Türen öffnen. Die enorme Ordnungsliebe des menschlichen Körpers führt zu einer perfekten Selbstorganisation auf allen Ebenen. Während es in der Schöpfungsphysik vor der Quantenrevolution darum ging, Ordnung aus dem (immer noch völlig rätselhaften) Chaos zu schaffen, kann die Quantenphysik auf eine Ordnung auf der grundlegendsten Ebene der Natur hinweisen.

Es scheint ein großer Schritt vorwärts zu sein, die Schöpfung als »Ordnung aus der Ordnung« und nicht als »Ordnung aus dem Chaos« zu sehen. Aber was ist mit dem Geist? Letztlich ist es egal, wie sich winzige Materieteilchen verhalten, wenn nicht klar ist, wie sie denken gelernt haben. Das ist die Sackgasse, in der das mechanistische Weltbild stecken bleibt, auch wenn in neuen Bereichen wie der Quantenpsychologie Durchbrüche zu erwarten sind, da das menschliche Gehirn einige grundlegende Quantenfunktionen zeigt.

Aber anstatt den Mechanizismus zu retten, gibt es einen anderen Weg. Was die Generation der Quantenphysiker vor mehr als einem Jahrhundert beeindruckte, war die Art und Weise, wie das Verhalten von Quanten das Leben imitiert. Subatomare Teilchen scheinen sich aus einem Zustand der Ungewissheit heraus zu bewegen, indem sie entscheiden, was sie als nächstes tun werden. Mit Blick auf die gesamte Schöpfung begannen sich einige Physiker zu fragen, ob das Universum nicht eher einem großen Geist als einer großen Maschine gleicht. Gehen wir noch einen Schritt weiter. Was wäre, wenn die Quantenteilchen nicht das Leben imitieren, sondern tatsächlich lebendig sind?

Die Theorie des »Panpsychismus« unterstützt diese Hypothese. Nach dem Panpsychismus ist alles in der Natur beseelt und hat Bewusstsein. Das Bewusstsein oder seine Vorstufe, das Protobewusstsein, ist demnach eine ebenso fundamentale Eigenschaft wie die Schwerkraft. Der Panpsychismus entstand, um die Physik aus dem Dilemma zu befreien, das Bewusstsein nicht erklären zu können. Statt es zu erklären, sagt der Panpsychismus einfach, dass es Bewusstsein schon immer gegeben hat. Ist das Einsicht oder ein Trick?

Niemand kann hier wirklich einen Konsens finden. Das Problem erinnert an das alte Problem des Vitalismus – dass man keine physikalische Grundlage für die Lebenskraft finden kann. Und wenn man es gar nicht muss? Der nächste Schritt bei der Erklärung des Ursprungs des Lebens besteht darin, die falschen Forschungsansätze aufzugeben.

Letztlich geht es um ein lebendiges menschliches Universum. Wer will ernsthaft annehmen, dass die menschliche DNA und das menschliche Gehirn aus zufälligen Prozessen durch einen unglaublichen Würfelwurf entstanden sind? (»Gott würfelt nicht«, sagte Albert Einstein). Auch wenn es anderswo im Kosmos Milliarden von Sonnensystemen mit Planeten gibt, auf denen organische Chemikalien entstehen können, aus denen sich Lebewesen entwickeln, nützt uns das nichts, wenn unsere Erklärung des Lebens einen fatalen Fehler aufweist. Der Ursprung des Lebens in einem menschlichen Universum ist Teil des Lebens selbst. Nehmen wir zwei charakteristische Eigenschaften der menschlichen Existenz – Kreativität und Intelligenz – und es gibt keine Ebene der Schöpfung, die sie nicht widerspiegelt.

Wenn das stimmt, dann ist das Universum nicht mehr eine tote Schöpfung, die sich entwickelt hat, um lebendig zu werden, sondern selbst Leben, das sich durch Kreativität und Intelligenz entwickelt hat, um alle Arten von Lebewesen hervorzubringen. Eine solche Theorie stellt das Teleskop auf den Kopf, aber warum nicht? Der Blick durchs Teleskop, wie ihn die moderne Wissenschaft heute vornimmt, hat zwar verlockend nahe, aber keine wirklichen Antworten gebracht.

Nicht »Du bist, was du isst«, sondern »Du bist, was du gegessen hast«

In jüngster Zeit wurden aufregende Entdeckungen über das Mikrobiom gemacht, die zu einer radikalen Veränderung unserer Sicht auf den menschlichen Körper geführt haben. Mikrobiom ist ein neuer Name für etwas, das schon lange bekannt ist – die wimmelnden Kolonien von Bakterien und Pilzen, die überall im Körper leben. Die Existenz der früher sogenannten »Darmflora« ist nichts Neues; wir brauchen diese Mikroorganismen, um Nahrung zu verdauen. Warum also ist das Mikrobiom plötzlich so spannend?

Der Hauptgrund lässt sich wie folgt zusammenfassen: Das Mikrobiom sind wir. Die Tausenden von Bakterien-, Viren- und Pilzarten sind keine feindlichen Bazillen, keine Eindringlinge oder mikroskopischen Anhalter, sondern die Kontinuität des Lebens selbst. Mikrobielle DNA ist in die menschliche DNA eingewoben, und in den Eingeweiden unserer frühzeitlichen Vorfahren lebten wahrscheinlich schon die gleichen Bakterien wie in uns heutigen Menschen. Dies zeigte sich, als im Rahmen einer wissenschaftlichen Studie die Fäkalienreste von Neandertalern auf genetische Überreste der einst darin enthaltenen Bakterien untersucht wurden.

Das Darmmikrobiom ist also ein unsichtbares Bindeglied zwischen uns und unseren hominiden Vorfahren. Wir verfügen über weitere Mikrobiome im Mund, auf der Haut, in den Achselhöhlen und in der Leistengegend, aber wir beschränken uns an dieser Stelle auf das Darmmikrobiom, weil es unglaublich komplex ist, mit geschätzten zweitausend Arten mikrobiellen Lebens, und weil es lebensspendend ist.

Der Versuch, die genauen Vorgänge bei der Verdauung zu erfassen, gleicht dem Versuch, einer Wolke klare Konturen zu geben, denn das Mikrobiom eines jeden Menschen ist ständig in Bewegung. Jeden Tag ist seine Zusammensetzung ein wenig anders. Das macht es auch so schwierig, das ideale Mikrobiom zu definieren. Und doch bestimmt das, was unsere Vorfahren gegessen haben, was wir heute essen. »Du bist, was du gegessen hast« erzählt auch die Geschichte Ihres heutigen Lebens, denn die Symbiose zwischen Mikroben und dem Rest des Körpers beginnt mit der Geburt.

Von diesem ersten Moment an hat Ihr Darmmikrobiom Einfluss auf den Rest Ihres Körpers: auf die Stärke Ihres Immunsystems, auf Ihre Allergien oder deren Fehlen, auf den Entzündungsstatus Ihres Körpers (Entzündungen werden heute zusammen mit Stress als Hauptursache für die meisten, wenn nicht alle chronischen Krankheiten angesehen), auf Ihren Appetit und Ihre Verdauung und sogar auf Ihre Gefühle, denn es gibt eine direkte Verbindung im Nervensystem, die sogenannte Darm-Hirn-Achse, zwischen Gehirn, Verdauungstrakt und den wichtigsten Nervenbahnen, die Informationen über Atmung, Herzfrequenz und die Wahrnehmung der Außenwelt übermitteln.

Das Mikrobiom des menschlichen Darms wird zwar intensiv erforscht, ist aber noch nicht vollständig verstanden. Es ist auch ein wenig zu einem Modethema geworden, um das sich viele falsche Mythen ranken. Die wachsende Beliebtheit von Prä- und Probiotika zum Beispiel scheint eine gute Sache zu sein, steht aber auf wackeligen wissenschaftlichen Füßen. Wenn Sie Millionen von Mikroben in einer Pille schlucken, hat das wenig Einfluss auf die Billionen Mikroben, die Ihren Verdauungstrakt bereits besiedeln.

Die Vielfalt des Darmmikrobioms nimmt in vielen westlichen Ländern ab. Die Ernährungsgewohnheiten haben sich in den letzten Jahrzehnten stark verändert und der Verzehr von rotem Fleisch, fettreichen Lebensmitteln und raffiniertem Zucker hat sich erhöht. Diese »Verwestlichung« der Ernährung in Verbindung mit einem bewegungsarmen Lebensstil hat zu Veränderungen des Darmmikrobioms geführt, die zum Teil zu einem Anstieg von Entzündungskrankheiten wie Herzerkrankungen, Fettleibigkeit, entzündlichen Darmerkrankungen und sogar Depressionen beitragen können.

Handlungsempfehlung: Bevorzugt das essen, was dem Mikrobiom eines jeden Menschen gut tut, das heißt Vollwertkost, eine große Vielfalt an Ballaststoffen (Nahrung für das Mikrobiom) aus Pflanzen, Getreide und Nüssen sowie eine allgemein entzündungshemmende Ernährung.

Der Darm beherbergt fast das gesamte bakterielle Ökosystem des Körpers, und die Bakterien bilden die Hauptpopulation des Mikrobioms. Während der Mensch als Spezies genetisch fast identisch ist und etwa 85 Prozent genetische Übereinstimmung mit Mäusen aufweist, sind die Bakterien untereinander sehr verschieden. Das bedeutet, dass eine möglichst große Vielfalt der Schlüssel zu einem gesunden Mikrobiom ist.

Handlungsempfehlung: Beschränken Sie Ihre Ernährung nicht auf wenige Lieblingsspeisen. Achten Sie vielmehr auf eine möglichst große Vielfalt bei der Auswahl Ihrer Lebensmittel.

Obwohl Bakterien nur etwa ein bis zwei Kilo unseres Körpergewichts ausmachen, sind sie in ihrer Bandbreite um ein Vielfaches größer als die menschlichen Zellen. Das Mikrobiom enthält etwa 3,3 Millionen Gene, verglichen mit den 19 000 Genen des menschlichen Genoms. Diese genetische Vielfalt führt zu einer Fülle von Proteinprodukten mit einem weitaus größeren Spektrum an Eigenschaften als die, die der menschliche Körper selbst produziert. Darmbakterien sind an der Synthese von Vitaminen, Neurotransmittern und essenziellen Aminosäuren sowie an der Umwandlung von Gallensäuren und am Arzneimittelstoffwechsel beteiligt, um nur einige ihrer Aufgaben zu nennen.

Handlungsempfehlung: Betrachten Sie Mikroben als Freunde, eine Keimphobie ist fehl am Platz. Bakterien bergen ein enormes Potenzial und Chancen für die Entwicklung neuer Medikamente, für die Bekämpfung chronischer Krankheiten und für ein längeres, gesünderes Leben. Mikroben sind unsere stärksten Verbündeten in der Evolution. Der kollektive Genpool des Lebens auf der Erde besteht fast ausschließlich aus Mikroorganismen.

Das relative Gleichgewicht zwischen den verschiedenen Bakterienarten in unserem Darm ist ein allgemeiner Indikator für unser Wohlbefinden. Adipositas zum Beispiel ist mit einer Abnahme der mikrobiellen Vielfalt verbunden, insbesondere mit einem erhöhten Verhältnis von Bacillota (einem besonders artenreichen Bakterienstamm) zu Bacteroidetes (einem anderen großen Bakterienstamm). Eine nur zwanzigprozentige Verschiebung des Bakterienreichtums von Bacteroidetes zu Bacillota führt zu einer zusätzlichen Kalorienaufnahme von 150 Kalorien pro Tag, was einer Gewichtszunahme von drei Pfund alle zwei Monate entspricht. Bacillota sind entzündungsfördernd und begünstigen Fettleibigkeit, während Bacteroidetes ausgleichend wirken.

Handlungsempfehlung: Konzentrieren Sie sich auf das Mikrobiom als Ursache und Heilmittel für Fettleibigkeit. Das bedeutet einmal mehr, dass eine biologische vollwertige Ernährung der Schlüssel zum Wohlbefinden ist. Die Bekämpfung von Übergewicht ist nur ein Aspekt dieses Ernährungsansatzes, der sich nachweislich auf viele Bereiche von der Immunabwehr bis hin zu psychischen Symptomen auswirkt.

Das Gehirn und das Mikrobiom kommunizieren miteinander, und die Signale, die von einem zum anderen gesendet werden, beeinflussen alles, was chemisch und neurologisch im Körper passiert. Im Grunde genommen »belauscht« jede Zelle jede andere, und was ein System schädigt, schädigt das gesamte System. Der Schwerpunkt liegt hier auf der Stressreaktion und der Immunreaktion. Ein gesundes Mikrobiom kommuniziert mit dem Rest des Körpers durch Rückkopplungsschleifen, die das Wohlbefinden fördern.

Handlungsempfehlung: Je mehr wir über das Mikrobiom wissen, desto wichtiger ist es, Stress zu reduzieren. Das ist die Botschaft, die aus all dem Lärm um medizinische Ratschläge, Medikamente und Diäten durchdringen sollte. Schlafen Sie genug, ergreifen Sie aktive Maßnahmen, um den täglichen Stress zu reduzieren, insbesondere die kleinen, sich wiederholenden Belastungen, die wir oft übersehen, und ernähren Sie sich so natürlich wie möglich.

Unsere Handlungsempfehlungen sind weder neu noch besonders radikal. Die meisten klingen wie gute Ratschläge, die man immer wieder hört. Aber das Mikrobiom bestätigt ein sehr wichtiges übergeordnetes Prinzip. Körper und Geist sind eine Einheit, ein Körpergeist, der von den Bakterien in uns gesteuert wird. Allein wenn man sich das zu Herzen nimmt, ergibt sich eine völlig neue und bessere Sicht auf das menschliche Wohlbefinden.

Ordnung aus dem Chaos: Warum Sie kein Wirbelsturm sind

Eines der Geheimnisse der menschlichen Existenz ist die Tatsache, dass wir nicht in einer Wolke von Atomen und Molekülen zerstreut sind, sondern als lebender, atmender und denkender Organismus zusammengehalten werden. Der Mensch lebt ständig am Rande des Chaos (aber nicht im Chaos), denn der menschliche Körper hat sich an ein enormes Spektrum möglicher Unfälle, Fehler, Verletzungen, Krankheiten und Belastungen angepasst, die ein unbelebtes System zerstören würden.

Ein einfaches Beispiel sind unsere Gelenke. Wir beugen und strecken unsere Finger hunderte Male am Tag. Eine Stahlstange, die hunderte Male gebogen wird, bricht. Unsere Finger hingegen werden durch die ständige Beanspruchung sogar besser in dem, was sie tun. Ein gutes Beispiel wäre das Klavierspielen, eine sich wiederholende Tätigkeit, die mehr Ordnung schafft, auch wenn das Spielen eines Musikinstruments unablässige Bewegungen erfordert, die einem gehörlosen Beobachter völlig willkürlich erscheinen würden.

Die Chaosforschung ist inzwischen so weit fortgeschritten, dass sich jedes Phänomen – vom Wetter bis zum Herzschlag, von Verkehrsmustern bis zu Gehirnströmen – als Kampf zwischen Ordnung und Chaos betrachten lässt. Unser Leben hängt von der vorhersehbaren (geordneten) Abfolge von Ereignissen ab, die einen gesunden Herzschlag auslösen. Gerät diese Abfolge aus dem Takt, wird das Herz unregelmäßig aktiv, was vom harmlosen, vorübergehenden Herzstolpern bis hin zur lebensbedrohlichen Herzrhythmusstörung (Vorhofflimmern) reichen kann.

Dies erweckt den Eindruck, als sei Ordnung dem Chaos vorzuziehen. Die meisten Menschen würden zustimmen, dass ein geordnetes Leben mit wenig Unvorhersehbarem besser ist als ein chaotisches Leben voller Zufälle und unvorhergesehener Ereignisse. Aber in Wirklichkeit ist Ordnung nicht besser als Chaos. Es handelt sich lediglich um zwei Seiten einer Gratwanderung. Im menschlichen Körper zum Beispiel halten sich Ordnung und Chaos auf unzählige Arten die Waage:

- Biochemische Stoffe strömen scheinbar wahllos durch den Blutkreislauf, aber sobald sie in eine Zelle gelangen, tragen sie zu den geordneten Prozessen bei, die jede Zelle aufbauen und erhalten.
- Wenn der Herzschlag unregelmäßig wird, kann es zu Problemen kommen, aber auch ein starrer, trommelförmiger Herzschlag ist ungesund und kann auf chronischen Stress hinweisen Um gesund zu sein, muss Ihr Herzschlag flexibel auf alles reagieren, was Sie gerade tun und was mit Ihnen geschieht. Dies wird als Herzfrequenzvariabilität bezeichnet. Ein variabler Herzschlag ist ein Zeichen für Gesundheit.
- Das Gehirn erhält in jedem Teil des Körpers geordnete Abläufe aufrecht, während die Aktivität der Gehirnzellen hochgradig chaotisch ist. Bei einem epileptischen Anfall hingegen ist das Muster der Gehirnaktivität abnorm geordnet.

In der Chaostheorie gibt es zwei Grundprinzipien, die das Geheimnis des Lebens vertiefen und zu erklären versuchen. Das erste ist allgemein als »Schmetterlingseffekt« bekannt und wurde in diesem Buch bereits kurz erwähnt. Er besagt, dass ein Schmetterling, der in einem Teil der Welt seine Flügel bewegt, eine winzige Luftturbulenz erzeugen kann, die sich von selbst ausbreitet, bis in einem anderen Teil der Welt ein Wirbelsturm entsteht. Ihr Körper muss diese winzigen Störungen in seinen Abläufen in Schach halten, sonst könnte ein Wirbel in Ihrem Blutkreislauf katastrophale Folgen haben. Aber keine Sorge, Ihr Körper verfügt über alle möglichen Ausgleichsmechanismen, um Hunderte, wenn nicht Tausende von Prozessen im normalen Bereich zu halten.

Das zweite Prinzip wird gemeinhin als »Rand des Chaos« (Edge of chaos) bezeichnet. Es besagt, dass geordnete Systeme von ihrer

Fähigkeit abhängen, das Chaos zu überleben, wenn es zuschlägt, und gleichzeitig nicht zu starr, routinemäßig und vorhersehbar zu sein. Dies erinnert an das buddhistische Sprichwort, dass bei einem heftigen Sturm eine mächtige, aufrecht stehende Eiche entwurzelt wird und umfällt, während eine kleine, biegsame Pflanze sich im Wind wiegt und so überlebt.

Die Chaostheorie hat noch viel mehr über lebenswichtige Dinge wie Herzschlag, Atmung, Gehirnaktivität, Immunsystem und dergleichen zu sagen, aber bleiben wir beim Schmetterlingseffekt und dem Rand des Chaos. Die Natur ist zwei Milliarden Jahre lang sehr gut damit zurechtgekommen, dass in ihrem Bereich Chaos herrschte und zugleich über ihrem Bereich Ordnung herrschte. Der Urknall war mit Chaos verbunden, doch mit der Zeit bildeten Atome und Moleküle stabile Systeme. Das Chaos hinderte die Ordnung nicht daran, sich ebenfalls zu entwickeln, und so entstanden die Sterne, die Planeten, die Erde und das Leben auf der Erde. Das ist der Fortschritt zu höheren Ordnungszuständen, den wir Evolution nennen.

Die Evolution kann jedoch den unvermeidlichen Verlust von Wärmeenergie, die sogenannte Entropie, nicht aufhalten. Die Natur will, dass die Wärme überall gleichmäßig verteilt ist. Deshalb geben heiße Punkte so lange Wärme ab, bis sie auf ihre Umgebungstemperatur abgekühlt sind. Warum haben sich dann Evolution und Entropie geeinigt? Seit Ihrer Geburt ist Ihr Körper gewachsen und hat sich entwickelt. Das ist aktive Evolution, und dennoch müssen lebende Formen auch sterben und zerfallen, was reine Entropie ist.

Damit sind wir beim Kern der Sache. Es gibt keine dritte Kraft, die zwischen Evolution und Entropie vermittelt, zumindest keine physikalische. Betrachtet man das Gesamtbild, so scheint es, dass beide Konzepte – Ordnung und Chaos – Fiktionen des Geistes sind. Als Beispiel können Sie sich vorstellen, wie Leonardo da Vinci die *Mona Lisa* gemalt hat. Das Porträt ist ein wunderschönes Beispiel für Ordnung, aber wenn Sie Leonardo beim Malen zugesehen hätten, hätte sein Pinsel für Ihre Augen wahllos verschiedene Farben auf die Leinwand aufgetupft, ohne dass eine Ordnung erkennbar gewesen wäre.

Aber in gewisser Weise dienen die »Unordnung« eines Tupfpinsels und die Ordnung der Mona Lisa einem Zweck, der über beide hinausweist. Das Porträt ist keine einfache Anordnung, wie die Aneinanderreihung von Münzen. Es steht für eine unsichtbare Absicht, die nichts mit den Prozessen zu tun hat, die zu ihrer Verwirklichung führen. Die Absicht, Kunst zu schaffen, geht über Tätigkeiten wie das Sammeln von Borsten für die Herstellung von Pinseln, den Abbau von Kobalt für die Gewinnung von blauem Pigment oder das Fällen von Bäumen für die Fertigung von Rahmen, auf die eine Leinwand gespannt wird, hinaus.

In allen menschlichen Angelegenheiten sorgt dieselbe unsichtbare dritte Kraft dafür, dass das Chaos die Ordnung nicht zerstört und dass die Ordnung nicht so starr wird, dass das Leben aufhört. Diese dritte Kraft ist nicht physikalisch, denn die Wissenschaft, die über eine komplexe, wenn auch nicht vollständige Kenntnis der physikalischen Welt verfügt, kann nicht erklären, warum Entropie und Evolution in der Natur zu einer so vollkommenen Einigung gelangen.

Wir haben keinen Grund zu behaupten (auch wenn es schon tausendmal gesagt wurde), dass Kreativität und Intelligenz erst mit dem Homo sapiens oder allenfalls mit unseren hominiden Vorfahren entstanden sind. In diesem Buch haben wir bewiesen, dass die Natur selbst kreative Intelligenz verkörpert. Diese Denkweise entzieht sich noch immer der Wissenschaft, aber letztlich ist sie vielleicht die einzige logische Erklärung, die funktioniert. Sonst wären wir alle Wirbelstürme oder Felsen, unkontrolliertes Chaos oder seit Äonen festgefahrene Ordnung.

Die wichtigste Beziehung Ihres Gehirns ist nicht die zu Ihnen

Wir können keinen Gedanken, keine Vorstellung, kein Gefühl und keine Empfindung haben, ohne unser Gehirn zu benutzen, und diese enge Verbundenheit macht uns zu Menschen. Da hundert Milliarden Gehirnzellen ständig unser geistiges Leben erzeugen, scheint keine Beziehung wichtiger zu sein, und jeder hat die Angst im Hinterkopf, was im Alter passieren könnte, wenn die Alzheimer-Krankheit zuschlägt und die Verbindung zwischen Geist und Gehirn zerstört.

Doch so wertvoll diese Verbindung auch ist, das Gehirn hat eine noch wichtigere Beziehung, die erst vor etwa zwanzig Jahren entdeckt wurde: Die zu den Bakterien. Selbst wenn wir schlafen oder an nichts denken, hört die Kommunikation zwischen dem Gehirn und den Bakterien, insbesondere den Bakterien im Magen-Darm-Trakt (der Mikrobiota), nie auf. *[Anm. d. Übers.: Umgangssprachlich wird die Mikrobiota oft auch als »Mikrobiom« bezeichnet. Streng genommen bezieht sich Mikrobiota jedoch nur auf die Ansammlung der Mikroorganismen in einer bestimmten Umgebung, während der Begriff Mikrobiom weiter gefasst ist und auch den Lebensraum der Mikroorganismen sowie ihre Gene umfasst].*

Das Gehirn und Ihr Magen-Darm-Trakt haben eine reale Matrix geschaffen, wie in dem berühmten Science-Fiction-Film. Als lebender Mensch sind Sie mit Ihrem Gehirn in diesem dichten Geflecht biochemischer Stoffe verbunden, die Tausende von Botschaften pro Sekunde zwischen der Mikrobiota und dem Gehirn übermitteln. Auf den ersten Blick erscheint dies unglaublich, denn nur wenige Lebensformen haben eine so rudimentäre Genetik wie Bakterien, und keine andere Lebensform als der Mensch hat wiederum ein so komplexes Gehirn. Eine Redensart sagt, dass Ansehen erlaubt ist. Biologisch gesehen kann das einfache Bakterium (ebenso wie Viren und mikroskopisch kleine Pilze) viel mehr, als Ihr Gehirn nur anzusehen oder es zu belauschen.

Die Billionen von Bakterien der Mikrobiota ernähren sich von den unverdaulichen Bestandteilen der Nahrung (also von Ballaststoffen und resistenter Stärke). Die Verdauung liefert die Energie und die Nährstoffe, die uns am Leben erhalten, und scheint ein relativ einfacher und daher grober Prozess zu sein. In Wirklichkeit ist die Verdauung jedoch ein evolutionäres Wunder. Seit Milliarden von Jahren machen Bakterien, was sie wollen. Auf einer unsichtbaren Ebene regieren sie zusammen mit Pilzen und Viren den Planeten. Sie sind die Master-DNA des Lebens auf der Erde.

Einige der Mikroorganismen verursachen Krankheiten und Schäden und deshalb werden sie von vielen Menschen in ihrer Gesamtheit als Bedrohung empfunden. Wenn man das Leben als Überleben des Stärkeren betrachtet, sind Bakterien viel stärker als wir, und so ist es eigentlich erstaunlich, dass mindestens ein- bis zweitausend Bakterienarten beschlossen haben, das menschliche Leben zu unterstützen. Sie siedeln auf der Haut, auf der Oberfläche feuchter Schleimhäute wie der Mund- und Nasenschleimhaut und vor allem im Magen-Darm-Trakt und haben sich in unsere DNA eingewoben.

Mikroorganismen ermöglichen ein gesundes Immunsystem. Sie helfen, die vielen Uhren (Biorhythmen) des Körpers zu synchronisieren, angefangen beim Schlaf. Sie modulieren unsere Reaktion auf Stress, Entzündungen und wahrscheinlich auch unsere Anfälligkeit für alle Arten von chronischen Krankheiten, einschließlich Krebs. Wenn die blühenden Bakterienkolonien im Magen-Darm-Trakt gestört werden, kann dies eine Kaskade schwerwiegender Folgen nach sich ziehen. Die Tatsache, dass mikroskopisch kleine Bakterien weitreichende Schäden im Körper anrichten können, ist vergleichbar mit einem Baseball, der durch das Fenster eines Wolkenkratzers geworfen wird und das ganze Gebäude zum Einsturz bringt.

Die chemische Geschichte, wie es dazu kommt, ist so komplex, dass ein vollständiges Verständnis davon in weiter Ferne liegt, wenn es überhaupt jemals erreicht werden kann. Dennoch gibt es einige Erkenntnisse, wie zum Beispiel die folgenden:

- Der Körper ist nicht so sehr ein physisches Objekt als vielmehr eine Intelligenzmatrix, in der Informationen ständig aktualisiert werden.
- Die Mikrobiota ist der erste Teil des Körpers, der alarmiert wird, wenn ein Ereignis eintritt, sei es auf geistiger oder körperlicher Ebene.
- Die schwerwiegendsten Beeinträchtigungen der Mikrobiota und der gesamten Matrix sind auf Stress, chronische Entzündungen und schlechte Schlafqualität zurückzuführen. Angst und Depressionen gehören ebenfalls zu den Hauptursachen von Störungen.
- Eine gute Schlafqualität und ein möglichst niedriger Stresslevel sind ebenso wichtige Faktoren für die Mikrobiota wie die Ernährung.
- Ihre Mikrobiota verändert sich ständig auf sehr komplexe Weise, die nicht kontinuierlich überwacht werden kann. Daher liegt die Verantwortung für Ihr Wohlbefinden bei Ihnen und Ihren Lebensstilentscheidungen.

Das Thema Ernährung ist heutzutage in aller Munde, und da die Ernährung für eine gesunde Mikrobiota von entscheidender Bedeutung ist, sollten Sie wissen, was Sie tun können, um sie gesund zu erhalten. Denken Sie immer daran, dass sich die Mikroorganismen im Darm von den unverdaulichen Bestandteilen der Nahrung ernähren, also von den Ballaststoffen, die vor allem in pflanzlichen Lebensmitteln enthalten sind. Je vielfältiger Ihre pflanzlichen Ballaststoffquellen sind, desto besser. Das ist einer der Gründe, warum die mediterrane Ernährung so gesund ist. Der Mensch hat nicht das genetische Potenzial, die Enzyme zu produzieren, die diese Pflanzenfasern aufspalten.

Einige weitere Erkenntnisse sind in diesem Zusammenhang wichtig: Interessanterweise ist die Qualität der resistenten Stärke (die zu den Ballaststoffen gehört) in gekochtem weißem Reis oder in gebackenen Kartoffeln nach dem Abkühlen besser. Ironischerweise ernähren Kartoffelchips also die symbiotischen Mikroben im Darm sehr gut und sind in dieser Hinsicht ein gesundes Lebensmittel. Dasselbe gilt für unreife (grüne) oder gefrorene Bananen. Auch das Einweichen von rohem Hafer in Milch oder Joghurt über Nacht ist gut, um resistente Stärke in die Nahrung aufzunehmen.

Linsen, Vollkornprodukte, Cashewnüsse und Leinsamen sind weitere Beispiele für Lebensmittel mit einem hohen Gehalt an resistenter Stärke. Alle Gemüsesorten, frische Beeren und Früchte sind reich an löslichen Ballaststoffen, unverdaulichen Kohlenhydraten, Mineralien und Vitaminen, die der Durchschnittsbürger nicht in ausreichender Menge zu sich nimmt. Die Umstellung von der typischen westlichen Ernährung auf eine biologische Vollwerternährung mit einem hohen Anteil an pflanzlichen Lebensmitteln mag für manche Menschen schwierig sein, aber die wissenschaftlichen Erkenntnisse sind eindeutig.

Man kann jedoch mit Fug und Recht behaupten, dass die Wissenschaft nicht in der Lage ist, die Matrix zu erklären, die das Netz des Lebens bildet. Die gesamte Zeit der Evolution ist in uns enthalten. Das Leben wird von einer ständigen intelligenten Kommunikation getragen, und obwohl die chemischen Träger recht gut bekannt sind und weitere Entdeckungen bevorstehen, bleibt das grundlegende Rätsel ungelöst. Aus welchem Grund haben Bakterien gelernt, mit dem Gehirn zu sprechen oder überhaupt menschliches Leben zu fördern? Wir wissen nur, dass es passiert ist. Niemand kann sich die Geschichte ausgedacht haben, und am Ende ist das menschliche Gehirn vielleicht gar nicht in der Lage zu verstehen, wie die Matrix funktioniert, denn das wäre so, als wollte man jeden Tropfen der Niagarafälle erklären, während sich das Wasser bewegt.

Was wir heute darüber wissen, wie wir die Matrix gesund erhalten können, ist erst der Anfang. Der Fluss der kreativen Intelligenz kann nicht direkt beobachtet werden, und die Verbindung zwischen Geist und Materie ist heute fast so undurchsichtig wie für die alten Griechen. Jeder hat seine Lieblingstheorie über diese miteinander verknüpften Rätsel. Währenddessen begnügt sich das Mysterium seit drei Milliarden Jahren damit, ohne Dank und oft unbemerkt jede Sekunde neues Leben zu erschaffen.

Die Weisheit des Körpers ist die Weisheit des Jetzt

Die Zeit ist so geheimnisvoll wie das Leben selbst. Das ist eine unbestreitbare Tatsache. In einer lebenden Zelle ist alles getaktet. Die Zelle weiß, wann sie sich teilen muss. Dazu muss sich die DNA wie ein genetischer Reißverschluss in der Mitte teilen. Jede Hälfte baut die gesamte Doppelhelix nach einem genauen molekularen Zeitplan neu auf, die eine Hälfte von vorne nach hinten, die andere von hinten nach vorne. Sogenannte molekulare Maschinen steuern diesen Prozess, der nicht kontinuierlich abläuft, sondern manchmal eine Pause braucht. Sobald beide Hälften wieder ganz sind, teilt sich auch der Rest der Zelle, sodass ein perfektes Abbild jedes Teils einschließlich der äußeren Membran entsteht.

Wir sprechen hier von der totalen Beherrschung der Zeit – und es gibt Tausende anderer Prozesse, die damit zusammenhängen, denn der Körper funktioniert nicht nach einem einzigen Takt (oder Biorhythmus). Er synchronisiert eine verwirrende Anzahl von Takten, jeder mit seiner eigenen Dauer. Die Quantenbiologie ist der Entschlüsselung des Einflusses der Zeit auf Alterung und Krankheit näher gekommen als alle bisherigen Theorien. Die Grundzüge haben Sie bereits kennengelernt.

- Entropie verschlechtert die Energienutzung in einer Zelle. Mit der Zeit führen Fehler auf Quantenebene dazu, dass die Energie weniger effizient eingesetzt wird.
- Kleinste lokale Fehler in einer Zelle wirken sich auf andere Zellen und dann auf Gewebe, Organe und den gesamten Körper aus.

- Der Energieverlust liefert eine Quantenerklärung dafür, warum wir altern und krank werden.
- Die Zeit ist also die Täterin, die uns unsichtbar das Leben raubt, und ihr Verhalten kann nicht verstanden werden, ohne auf die Quantenebene zu gehen.

All das ist richtig, aber auch frustrierend. Das Erreichen der Quantenebene ist ein mathematisches Vergnügen. Mithilfe fortgeschrittener Berechnungen und künstlicher Intelligenz kann eine überwältigende Menge an Daten über die Quantenbiologie extrahiert werden. Irgendwo in diesen Daten finden sich Hinweise auf die erstaunliche Zeitbeherrschung jeder Körperzelle. Doch es gibt auch eine gedankliche Mauer, die es zu überwinden gilt. Niemand weiß, woher die Zeit kommt. Diesseits des Urknalls ordnen Zeit, Raum, Materie und Energie den Kosmos. Auf der anderen Seite des Urknalls liegt ein unbekanntes Terrain, aus dem leider keine Daten gewonnen werden können.

Nicht nur der Ursprung der Zeit gibt Rätsel auf. Wenn wir uns die biologischen Uhren des Körpers genauer ansehen, finden wir allerlei Dinge, die ebenso rätselhaft sind. Wie zum Beispiel synchronisiert der Körper die langfristige Zeit (dass also irgendwann die Milchzähne ausfallen oder die Pubertät beginnt), die mittelfristige Zeit (einschließlich der Zyklen von Verdauung, Hormonen und Schlaf) und die kurzfristige Zeit (Tausende von unmittelbaren chemischen Prozessen auf zellulärer Ebene)?

Wenn man sich auf dieses eine Geheimnis konzentriert, ergibt sich eine Quantenspur. Hinter der Fähigkeit des Körpers, die Zeit zu synchronisieren, muss das Zeitlose am Werk sein. Denn was auch immer all diese biologischen Uhren steuert, ist nicht auf irgendeinen Zeitschalter eingestellt. Wer oder was sorgt dann für das Timing?

Stellen Sie sich vor, Sie sitzen am Ufer eines Flusses. Die Geschwindigkeit der Strömung können Sie nur abschätzen, wenn Sie nicht selbst im Fluss stromabwärts schwimmen. So wie es also einen Beobachtungspunkt außerhalb des Flusses geben muss, bietet das Quantenfeld einen Beobachtungspunkt außerhalb der Zeit.

Dieser Punkt hat einen überraschenden Namen: *Jetzt.* Das Jetzt liegt außerhalb der Zeit. All die Regulierungen, Kontrollen, Berechnungen und Intelligenz, die für die Synchronisierung von lang-, mittel- und kurzfristigen Zeitzyklen notwendig sind, finden im Jetzt statt. Diese Tatsache ist der Schlüssel zu dem, was gemeinhin als die Weisheit des Körpers bezeichnet wird. Der Körper führt mühelos alles zusammen, was er braucht, und zwar im Hier und Jetzt. Die Weisheit des Körpers ist die Weisheit des Jetzt. Die Medizin wird revolutioniert, wenn die Zeit im Jetzt entschlüsselt werden kann, denn das Jetzt altert nie. Es unterliegt nicht der Entropie oder den Abbauprozessen, die der Zeit als Störenfried des Lebens zugeschrieben werden.

Ihr Körper ist daran gewöhnt, im Jetzt zu leben. Aus psychologischer Sicht scheint die Jetzt-Zeit jedoch eher flüchtig zu sein. Viele Menschen empfinden die Aufforderung, im gegenwärtigen Augenblick zu leben, als frustrierend. Man sagt ihnen, dass sich das Leben in der Gegenwart erneuert und dass die Last der Vergangenheit die Freude verdeckt, die in der Gegenwart immer vorhanden ist. Das Problem ist, dass sich diese schönen Versprechen nur schwer in persönliche Erfahrungen umsetzen lassen. Man muss tiefer gehen, um herauszufinden, was wirklich notwendig ist. Es gibt eine Weisheit im Jetzt, die sich dem Geist ohne Ich-Bewusstsein nicht erschließt.

Es ist der wimmelnde, aktive Geist, der den gegenwärtigen Augenblick so schwer fassbar macht. Der Geist ist ständig mit Gedanken, Gefühlen und Empfindungen beschäftigt und erweckt so den Eindruck, der Augenblick sei schon da. Aber das ist eine Illusion. Denken wir an das Licht, das uns aus fernen Galaxien erreicht. Wenn wir in den Nachthimmel schauen, scheint das Sternenlicht hier und jetzt zu leuchten, doch in Wirklichkeit hat es Milliarden von Jahren gebraucht, um die Erde zu erreichen. Das Sternenlicht, das wir sehen, ist also Milliarden Jahre alt.

Dasselbe gilt für alles, was wir in einem bestimmten Moment sehen. Die kurze Zeit, die die von den Photonen des Lichts erzeugten Signale brauchen, um von der Netzhaut zur Sehrinde im Gehirn zu gelangen, verursacht eine Verzögerung. Wir sehen also die Vergangenheit, genau wie beim Blick in die Sterne. Ähnliches trifft auf die anderen Sinne zu. Das Auftauchen und Verschwinden der Wahrnehmung führt zu einer zeitlichen Verzögerung. Ebenso ist das Kommen und Gehen der Gedanken nur ein *Eindruck* der Gegenwart. Die allermeisten Gedanken bedürfen einer Interpretation, wodurch das Denken noch weiter in die Vergangenheit verschoben wird. Ein Gedanke wie »Ich könnte wirklich etwas zu essen vertragen« kann stundenlang anhalten, bis sich die Gelegenheit zum Essen ergibt.

Und doch sind Sie im Geiste immer gegenwärtig, auch wenn Sie es nicht merken. Dieser Ort der ständigen Präsenz liegt in der stillen Lücke zwischen den Gedanken. Ein Gedanke ist vergänglich, er kommt und geht wie eine Welle auf dem Ozean. Aber der Ozean ist immer da, ebenso wie der stille Hintergrund des Gewahrseins, den Sie für den Bruchteil einer Sekunde zwischen den Gedanken wahrnehmen.

Wenn Sie in diese Stille eintauchen, was das Ziel der Meditation ist, erleben Sie ein Gewahrsein des gegenwärtigen Augenblicks. Die Stille hat keine schlechten Erinnerungen, Verletzungen, Traumata oder Konditionierungen aus der Vergangenheit. Deshalb kann sie gegenwärtig sein. Stille ist beständig und neu zugleich. Das Neue kommt von den schöpferischen Möglichkeiten, die das menschliche Gewahrsein enthält. Nicht jede dieser Möglichkeiten ist neu. Der nächste Gedanke, den der Verstand ausspuckt, wird höchstwahrscheinlich einen früheren oder zumindest einen ähnlichen Gedanken wiederholen. Denkgewohnheiten sind der Hauptgrund dafür, dass wir den Moment nicht erleben.

Ihr Körper hat dieses Problem nicht. Die Zellen sind immer präsent – sie müssen es sein, um zu überleben. Ihre Zellen können Sauerstoff und Nährstoffe nicht länger als ein paar Sekunden speichern. Sie verlassen sich darauf, dass sie mit Nährstoffen versorgt werden, ohne sich Gedanken über die Zukunft zu machen. Mit anderen Worten: Sie vertrauen auf die Weisheit des Jetzt. Wenn eine Zelle sagen könnte, worin diese Weisheit besteht, würde sie sagen, dass das Jetzt immer neu ist;

immer weiß, was nötig ist;

die Erfahrung des Lebendigseins erneuert;

pulsierende Energie enthält;

die Vergangenheit nicht bereut und keine Angst vor der Zukunft hat.

Genau das sucht der Geist im gegenwärtigen Augenblick. Aber es gibt nichts zu suchen, denn das Jetzt hat keinen Raum in der Zeit, lässt sich nicht fassen oder beschreiben. Es existiert kein »Dort« nach den Maßstäben des denkenden Geistes, der danach strebt, angenehme Erfahrungen festzuhalten und schmerzhafte zu verbannen. Im Jetzt geht es nicht um Lust oder Schmerz.

Wenn Sie das erkannt haben, haben Sie den wichtigsten Schritt getan, um im gegenwärtigen Augenblick zu sein: Hören Sie auf zu glauben, dass Sie durch Denken, Fühlen, Glauben, Hoffen oder irgendeinen anderen mentalen Prozess dorthin gelangen können. Die Weisheit des Jetzt, die Ihr Körper in seinen Billionen von Zellen bereits kennt, ist in das Sein selbst eingebettet. Ohne diese Weisheit kann keine Zelle existieren. Die Illusion, dass Sie ohne die Weisheit des Jetzt existieren können, muss aufgegeben werden.

Die Weisheit des Jetzt lässt sich nicht rational, mit Messungen, Daten oder mathematischen Formeln erklären, aber die Wissenschaft kann diese Werkzeuge nutzen, um einige eindrucksvolle Hinweise zu finden. Wenn man ein Becherglas nimmt und den Boden mit Tinte und den oberen Teil mit klarem Wasser füllt, werden sich die beiden mit der Zeit vermischen. Die Bewegung der Moleküle in der Tinte und im Wasser wird durch die Entropie und den Zeitpfeil bestimmt. Der Zeitpfeil bewegt sich nur in eine Richtung, das heißt Tinte und Wasser vermischen sich mit der Vorwärtsbewegung der Zeit. Es ist äußerst unwahrscheinlich, dass sie sich wieder in die beiden Flüssigkeiten Tinte und Wasser trennen.

Dieser enge Zusammenhang zwischen Entropie und Zeit ist ein Grundpfeiler der klassischen Physik. Aber betrachten wir statt eines Becherglases eine Zelle. Sie ist im Grunde ein Behälter, der mit Molekülen aller Art gefüllt ist, nicht nur mit zweien wie Tinte und Wasser, sondern mit Zehntausenden verschiedener Molekülsorten. Gemäß der Entropie, die durch die zufällige Bewegung der Moleküle wirkt, sollte eine Zelle eine homogene Mischung sein, in der alle Moleküle gleichmäßig verteilt sind.

Aber eine Zelle ist alles andere als ein von der Entropie beherrschtes Gemisch. Sie gliedert sich in Zellkompartimente mit Hunderten von getrennten Prozessen, und jeder Prozess verwendet genau die Moleküle, die er benötigt, viel präziser als ein Kunstmaler, der die Farben auf seiner Palette mischt, um die gewünschten Farbtöne zu erzielen. Die Quantenbiologie ermöglicht es, Daten zu extrahieren, die messen, wie genau eine Zelle ihre Energieressourcen nutzt. Was nicht gemessen werden kann, ist die unsichtbare Intelligenz, die alles zur rechten Zeit tut, nicht zu früh und nicht zu spät. Das Jetzt bestimmt das Leben einer Zelle. Nur das Jetzt steht still und lenkt die Energie und die Moleküle dorthin, wo sie hin müssen, wie ein Verkehrspolizist, der an einer Straßenkreuzung steht und den Verkehr regelt.

Die Physik, die bestimmt, wie sich Tinte und Wasser vermischen, ist in einer Zelle festgelegt. Man kann jedoch nicht sagen, dass die Proteine, Enzyme, das Wasser und die Gene in einer Zelle etwas »wissen«. Zumindest nicht in Bezug auf ihre physikalische Beschaffenheit. Es gibt keine physikalischen Eigenschaften, die Intelligenz erzeugen, geschweige denn Weisheit, wie sie eine Zelle besitzt. Das heißt, Entropie und Zeitpfeil hängen zusammen, aber Entropie *erklärt* nicht die Zeit. Ohne Bewusstsein besteht keine Notwendigkeit, die Zeit in die vielen Quantengleichungen einzuführen, in denen die Position eines subatomaren Teilchens im Raum mit seiner Position in der Zeit und seinem Energiezustand vertauscht werden kann.

Alles Erleben findet im Bewusstsein statt. Ohne Gewahrsein gibt es in der Welt »da draußen« nichts zu sehen, zu hören, zu schreiben, zu riechen oder zu schmecken. Dieser Teil kann nicht infrage gestellt werden, denn wir alle wissen, dass es im Tiefschlaf keine Welt »da draußen« gibt, nicht für uns als Erlebende. Hier nimmt die Weisheit des Jetzt eine merkwürdige Wendung. Den vedischen Sehern zufolge erleben wir im tiefen Schlaf reines Gewahrsein, wodurch der Schlaf der völligen Abwesenheit von Täuschung am nächsten kommt.

Wir wissen, dass diese Argumentation seltsam klingt, und das Gegenargument lautet, dass der Schlaf keine Erfahrung enthalten würde, wenn es keine Träume gäbe. Aber das liegt daran, dass sich der Schleier des konditionierten Geistes vom Wachzustand bis in den Schlaf erstreckt. Mit der Klarheit des Gewahrseins würden Sie den Schlaf als die stille Ruhe des reinen Gewahrseins wahrnehmen. Sie müssen schon deshalb schlafen, damit Ihr Gehirn aufräumen und Wichtiges von Unwichtigem trennen kann. Außerdem sammeln sich tagsüber, wenn Sie wach sind und denken, schädliche Stoffwechselprodukte im Gehirn an, die es nachts über das Lymphsystem abzutransportieren versucht.

Nur wenige Menschen erleben im Schlaf völlige Klarheit, aber die Weisheit des Jetzt zeigt sich auch im Wachzustand. Diese Einsichten kommen, wenn man etwas erlebt, was der Verstand nicht erschaffen kann und nie erschaffen hat. Die wertvollsten Erfahrungen im Leben sind Liebe, Mitgefühl, Einsicht, Empathie, Wahrheit, Schönheit, Inspiration, Freude, Staunen, Kreativität und inneres Wachstum. Niemand hat sie erfunden. Sie können auch nicht erfunden werden, sondern sind ein angeborener Teil des menschlichen Gewahrseins – unsere Interpretation des sich manifestierenden reinen Gewahrseins.

Der wahre Grund, warum Sie den gegenwärtigen Augenblick nicht suchen müssen, ist, dass er Sie bereits findet, in den Momenten, in denen die stille Lücke zwischen den Gedanken Ihnen diese Gaben schenkt. Wäre diese Lücke leer, so wäre auch das geistige Leben leer und das reine Gewahrsein ein Nichts. Aber in Wirklichkeit gibt es unendliche Möglichkeiten im reinen Gewahrsein, und die Lücke zwischen den Gedanken ist das Portal, um diese Möglichkeiten zu aktivieren. Sich dieser Realität bewusst zu sein, befreit von allen Illusionen. Jetzt haben Sie eine lebenslange Motivation, die Geschenke des Jetzt zu schätzen und alles in Ihrer Macht Stehende zu tun, um sie zu leben.

Zusammenfassung

Die wichtigsten Erkenntnisse

In diesem Teil des Buches haben wir Ihnen die Quantenantworten auf die alten Rätsel der Wissenschaft vorgestellt und Sie in die neue Wissenschaft des Lebens eingeführt. Unser Ziel ist es jedoch, Ihr Gewahrsein zu verändern. Wir möchten, dass Sie sich so vollständig wie möglich mit Ihrem Quantenkörper verbinden. Die Quantenrealität hat den Ruf, seltsam zu sein, als hätte die Natur eine Menagerie von Teilchen geschaffen, die sich merkwürdig verhalten und sich der Physik und Chemie des normalen, alltäglichen Lebens widersetzen.

Aber in Wahrheit ist die Quantenrealität, wie wir versucht haben zu zeigen, die »wirkliche« Realität, die Grundlage, aus der alles, was Sie sind, hervorgeht. Das seltsame Verhalten auf der Quantenebene entspricht genau der Funktionsweise des Bewusstseins. Es gibt eine tiefe Verbindung zwischen den Durchbrüchen der großen Quantenpioniere vor mehr als einem Jahrhundert und dem ältesten und vollständigsten Modell des Bewusstseins, das von den vedischen Sehern in Indien vor Tausenden von Jahren entwickelt wurde.

Ganz gleich, wie tiefgründig eine Antwort auch sein mag, das Geheimnis des Lebens bleibt jedem Menschen selbst überlassen. Für die einfachsten Erfahrungen – das Blau des Himmels zu sehen, ein Salzkorn zu schmecken, Musik zu hören – gibt es keine wissenschaftliche Erklärung, was die Forscher nicht davon abhält, unermüdlich danach zu suchen. Die vedischen Seher gingen einen anderen Weg. Sie behaupteten, das Bewusstsein sei einfach. Es ist das Gegebene, der Nullpunkt und Grundzustand der Existenz. Im Jahr

1931 gab Max Planck dem London Observer ein Interview, das eine Antwort enthielt, die wir in diesem Buch bereits zitiert haben. Der Interviewer fragte: »Glauben Sie, dass sich das Bewusstsein mit Hilfe der Materie und ihrer Gesetze erklären lässt?«

»Nein«, antwortete Planck, »ich betrachte Bewusstsein als grundlegend. Ich betrachte Materie als Ableitung vom Bewusstsein. Wir können nicht hinter das Bewusstsein dringen. Alles, worüber wir sprechen, alles, was wir als existent betrachten, setzt Bewusstsein voraus.«

»Hinter das Bewusstsein dringen« bedeutet zu klären, woher es kommt, wie es entstanden ist, wann und wo es entstanden ist und andere Fragen, die für die Wissenschaft von Bedeutung sind. Mit seiner Feststellung, dass die Materie aus dem Bewusstsein hervorgeht, machte Planck eine vedische Aussage. Gleichzeitig setzte er ein Zeichen für die zukünftige Forschung in der Quantenphysik. Es hat fast ein Jahrhundert gedauert, bis man begriffen hat, wovon Planck sprach. Heute, mit dem Aufkommen des Quantenmetabolismus und der Quantenbiologie, ist die Verbindung zwischen der Quantenrealität und dem menschlichen Körper offen für Entdeckungen.

Wissenschaftliche Forschung findet oft in abstrakten Bereichen statt, die scheinbar nichts mit dem täglichen Leben zu tun haben, aber in diesem Buch wurden einige kritische Fragen des täglichen Lebens und ihre Quantenantworten angesprochen.

Entropie: Entropie ist, wie wir bereits ausgeführt haben, ein Maß für Unordnung. Wenn zum Beispiel beim Schmelzen eines Eiswürfels Wärmeenergie verloren geht, hat das physikalische System eine erhöhte Entropie. Alle physikalischen Systeme im Universum unterliegen einer erhöhten Entropie – wie Eiswürfel geben auch Sterne ihre Energie ab – mit dem Ziel, dass die Energie überall im Kosmos gleichmäßig verteilt ist. Dies wird als Zustand maximaler Entropie bezeichnet. Einige dieser Themen rücken derzeit immer mehr in den Mittelpunkt des Interesses und werden dort wahrscheinlich noch Jahrzehnte bleiben.

Ein lebendes biologisches System wie der menschliche Körper versucht dagegen, durch Verringerung der Entropie organisierte Komplexität zu schaffen. Dazu nutzt er den ständigen Energiezufluss, der bei der Umwandlung von Nahrung entsteht. Jeder von uns ist eine Insel negativer Entropie, weil unser Körper mehr Energie aufbaut als abbaut.

Wärme, ein Nebenprodukt der Stoffwechselenergie, hat sowohl positive als auch negative Auswirkungen. Wärme wird benötigt, um die Körpertemperatur aufrechtzuerhalten, während ein Überschuss in Form von Entzündungen strukturelle Schäden verursacht. Dies weist auf die wichtige Entdeckung hin, dass chronische Entzündungen auf niedrigem Niveau mit der Entwicklung chronischer Krankheiten im Zusammenhang mit dem Altern verbunden sind.

Informationen: Jedes physische Objekt kann als ein Speicher von Informationen betrachtet werden. Die menschliche DNA ist ein komplexes Beispiel für einen riesigen Informationsspeicher. Dasselbe gilt für die Zellen des Körpers. Diese Informationen sind dynamisch, werden ausgetauscht und sind in ständiger Bewegung, so wie ein Computer funktioniert. Den Zellen geht es gut, wenn sie mit Vollwertkost mit hohem Informationsgehalt versorgt werden, während Nahrungsmittel mit niedrigem Informationsgehalt (weißer Zucker, Weißmehl und verarbeitete Lebensmittel) für die Bedürfnisse der Zellen »leere« Kalorien sind. Daher werden diese informationsarmen Nahrungsmittel, anstatt einen positiven Beitrag zum Stoffwechsel zu leisten, eher in die Fettzellen verschoben, was sie zu einer der Hauptursachen für Übergewicht macht.

Stress: Die Stressforschung hat in den letzten Jahren an Bedeutung gewonnen. Früher standen die Stresssymptome im Mittelpunkt des Interesses. Die biologische Stressreaktion ist eigentlich auf einen kurzen, heftigen Notfall ausgerichtet, nach dem der Körper wieder in seinen normalen Funktionszustand zurückkehrt. Das moderne Leben hat die natürliche Stressreaktion jedoch verändert. Chronischer Stress auf niedrigem Niveau führt nicht zu kurzen, akuten Symptomen, sondern hält an wie ein leichtes Fieber. Auch wenn das Leben scheinbar normal weitergeht, führt chronischer Stress zu mikroskopischen Veränderungen auf zellulärer Ebene mit makroskopischen Auswirkungen insbesondere auf Hormone und Entzündungsindikatoren.

Die Quanteneffekte von Stress sind metabolischer Natur, was bedeutet, dass die Physik der Energieverteilung innerhalb einer Zelle der Schlüssel ist. Dies ist jedoch dieselbe Ebene, auf der sich die psychologische Reaktion eines Menschen auf Stress negativ auswirkt und auf der das Altern mit einer verminderten Effizienz der miteinander verflochtenen Prozesse in einer Zelle verbunden ist. Ein umfassendes Bild von Stress muss auch berücksichtigen, wie wir Erfahrungen umwandeln (»metabolisieren«), nicht nur Energie.

Zeit: Wir alle wissen, dass die Alterung eine Funktion der Zeit ist, aber für einen Physiker entsteht der »Pfeil der Zeit« durch Entropie. Energie, die sich verflüchtigt, bewegt sich in eine Richtung. Ein Beispiel ist ein Glas, das zerbricht, nachdem es auf den Boden gefallen ist. Das Zerbrechen kann nicht mehr rückgängig gemacht werden, also hat das Ereignis den Pfeil der Zeit bewegt. Im Falle des menschlichen Körpers bewegt sich der Pfeil der Zeit auch durch den Verlust der Leistungsfähigkeit bei allen möglichen Prozessen. Die Abnahme der biologischen Effizienz kann als Alterungsprozess verstanden werden. Wichtig ist, wie Sie biologisch altern, nicht wie Sie im Spiegel aussehen.

All diese Themen veranschaulichen, wie das Geheimnis des menschlichen Körpers mithilfe der Quantentheorie in einem neuen Licht erscheint. Die erforderlichen Messungen unterscheiden sich nicht von denen jedes anderen physikalischen Objekts, auch wenn eine Struktur wie das menschliche Gehirn oder die menschliche DNA so komplex ist, dass ihre »Dinglichkeit« im Vergleich zu einem schmelzenden Eiswürfel, einem verrottenden Eichenblatt oder der Abkühlung des Universums kaum zu erkennen ist.

Beim Versuch der Wissenschaft, den menschlichen Körper zu verstehen, bleibt alles, was nicht messbar ist, außen vor. Dennoch stehen wir alle in engem Kontakt mit dem Mysterium des Lebens und können uns dafür entscheiden, damit zu leben, anstatt darauf zu warten, dass Experten dieses Rätsel durch noch mehr Forschung lösen. Der einfachste Weg besteht darin, sich bewusst mit dem Quantenkörper zu verbinden. Jeder Mensch ist dazu fähig. Die Schnittstelle ist das Gewahrsein. Wenn Sie sich müde oder energiegeladen, schlapp oder wach fühlen, wenn Sie aufkommende Kopfschmerzen bemerken oder die komplexen Empfindungen einer Schwangerschaft erleben, befinden Sie sich in einem Prozess, der Interozeption genannt wird.

Wir haben bereits im ersten Teil dieses Buches über die Interozeption geschrieben, aber wir möchten ihre Bedeutung noch einmal hervorheben. Die Interozeption ist der Schlüssel, um das Mysterium zu leben. Sie ist ein echter sechster Sinn, und die fünf Sinne hängen von ihr ab, denn Sehen, Hören, Tasten, Schmecken und Riechen müssen bewusst interpretiert werden. Im Gegensatz zu den fünf Sinnen, die in erster Linie die Außenwelt wahrnehmen, wendet die Interozeption das Gewahrsein auf den Körper und darüber hinaus auf den gesamten Körpergeist an. Jede unserer Zellen hört auf unsere Gedanken, Gefühle und Empfindungen, sodass es völlig künstlich ist, Geist und Körper voneinander zu trennen.

Die Interozeption verbindet nicht nur beides, sondern verleiht dem Körper auch ein Gewahrsein. Die Weisheit des Körpers braucht die meiste Zeit keine Aufmerksamkeit. Tausende von Prozessen laufen in perfekter Synchronisation ab und nutzen die kreative Intelligenz jeder einzelnen Zelle. Wenn Sie jedoch Ihr Gewahrsein bewusst einsetzen, stärken Sie die Weisheit Ihres Körpers. Entspannung, Meditation, Yoga, Stressabbau, vollwertige Ernährung, Sport und regelmäßiger, guter Schlaf sind alles bewusste Maßnahmen, die der Interozeption entspringen. Etwas, das sich nicht auf physische Daten reduzieren lässt – Ihr Gewahrsein – ermöglicht es Ihnen, das Geheimnis zu leben, das nicht nur Ihr Körper ist, sondern das Sie als Mensch sind.

Der Fluss der kreativen Intelligenz, die das Leben erhält, ist auch dafür verantwortlich, über die grundlegenden Prozesse hinauszugehen, um Erfahrungen eines höheren oder erweiterten Gewahrseins zu ermöglichen, nämlich Liebe, Mitgefühl, Schönheit, Wahrheit, Einsicht, Kreativität, Erfüllung und persönliches Wachstum. Diese Erfahrungen erfordern Interozeption in Form von Sensibilität für das, was »hier drinnen« geschieht. Äußere Reize, wie der Anblick eines geliebten Menschen oder die Betrachtung eines Kunstwerkes, schaffen solche Erfahrungen nicht, lösen sie bestenfalls aus. So wird die Begeisterung des einen für Musik und Kunst von einem anderen vielleicht nur mit einem Achselzucken quittiert.

Wir wollen den enormen Nutzen der medizinischen Wissenschaft für das Verständnis des menschlichen Körpers nicht in Abrede stellen. Er ist überhaupt nicht von der Hand zu weisen, die COVID-Impfungen sind ein aktuelles Beispiel dafür. Aber der einzige Weg zu lebenslanger Erfüllung und persönlicher Entwicklung besteht darin, das Mysterium zu leben.

Dies war also noch einmal eine Zusammenfassung der wichtigsten Erkenntnisse, die in diesem Buch enthalten sind. Die Realität des Quantenkörpers vereint das Wissen der modernen Wissenschaft und der alten Weisheit. Sie ist weder ein Klischee noch Wunschdenken. Die Zukunft des Wohlergehens aller Menschen – und des Planeten – hängt letztlich davon ab, dass jeder kreative Impuls zum Tragen kommt, und unsere größte Hoffnung liegt an der Quelle aller schöpferischen Lösungen, im Bewusstsein selbst.

Epilog

Die spirituelle Dimension

Von Deepak Chopra

> Das Auge, in dem ich Gott sehe, das ist dasselbe Auge, darin mich Gott sieht.
>
> Meister Eckhart

Dieses Buch wäre unvollständig, wenn es nicht auf die spirituelle Dimension des Lebens eingehen würde. Die moderne Physik hat sich fast in die entgegengesetzte Richtung zu den Vorstellungen der Quantenpioniere entwickelt. Viele von ihnen glaubten, die Quantenwelt grenze an die Seele oder an Gott oder an das Transzendente. Heisenberg hat dafür das einprägsame Bild gefunden, dass der erste Schluck aus dem Glas der Naturwissenschaften einen zum Atheisten macht, aber Gott auf dem Boden des Glases wartet.

Die meisten Quantenpioniere vermieden es jedoch, religiöse Begriffe zu verwenden. Wenn es um die spirituelle Dimension ging, war ihr Hauptanliegen das Bewusstsein. Auch ich stimme der einfachen, aber tiefen Einsicht des amerikanischen Physikers Freeman Dyson zu: »Ich mache keinen klaren Unterschied zwischen Geist und Gott.« Eine kosmische Gottheit und ein kosmischer Geist sind ein und dasselbe.

Ich habe mehr Menschen als je zuvor getroffen, die ihren eigenen spirituellen Weg gegangen sind. Sie sind inspiriert von der Vision eines höheren Bewusstseins, sie sind begeistert von dem Motto »Folge deinem Glück«. Die traditionelle Suche nach Gott zieht immer weniger Menschen an. »Die Evolution des Bewusstseins«, ein Begriff, der belächelt wurde, als ich *Die heilende Kraft in mir* schrieb, ist für unzählige Menschen zum Mittelpunkt ihrer persönlichen Reise geworden.

Ein Zyniker könnte anmerken, dass wir seit mindestens fünfzig Jahren von der Entstehung eines höheren Bewusstseins hören und dennoch keine kollektive Erleuchtung in Sicht ist. Der Grund dafür ist, dass die Evolution des Bewusstseins nicht geradlinig verläuft. Nichts im Quantenbereich folgt einer geraden Linie, warum also sollte es der Geist tun?

Der Weg zu einem höheren Bewusstsein unterscheidet sich von jedem anderen Ziel, das Sie sich setzen können. In jedem Zeitalter und in jeder spirituellen Tradition ist der Weg zu einem höheren Bewusstsein durch einige ganz besondere, ja einzigartige Merkmale gekennzeichnet:

Sie können das Ziel nicht im Voraus sehen.

Deshalb können Sie keine verlässlichen Pläne machen, wie Sie das Ziel erreichen.

Da sich Ihr inneres Leben ständig verändert, wissen Sie nie genau, ob Ihr Ansatz der richtige ist oder ob Sie überhaupt bereit sind für die nächste Etappe der Reise.

Ihre Ego-Persönlichkeit, die Sie bei jeder anderen lohnenden Tätigkeit unterstützt (wenn sie Sie nicht gerade sabotiert oder mit Selbstzweifeln erfüllt), ist hier von geringem Nutzen. Genau genommen ist die Ego-Persönlichkeit ein Hindernis für ein höheres Bewusstsein oder widersetzt sich radikalen Veränderungen, insbesondere wenn alte Gewohnheiten, Glaubenssätze und Konditionierungen in Frage gestellt werden.

All diese Punkte können diskutiert werden, aber ich glaube nicht, dass ich sie falsch dargestellt habe. Sobald Sie verinnerlicht haben, dass Ihr Weg mit allem auf dieser Liste übereinstimmen muss, ändert sich das Bild. Sie erkennen, dass Sie wie ein Chirurg sind, der sich selbst operiert – eine unmögliche Aufgabe. Wie kann ein Mensch, der von seiner Ego-Persönlichkeit gelenkt wird, ohne ein festes Ziel oder eine verlässliche Landkarte in der Hand, sich jemals weiterentwickeln?

Die Antwort ist, dass ein stiller Lenker des Schicksals weiß, wohin es geht. Er allein lenkt den Weg zu einem höheren Bewusstsein. Aus der Alltagsperspektive ist der Prozess so, als würden Sie zusehen, wie sich die Teile eines Puzzles von selbst zu einem Bild zusammenfügen. Das Ganze ist manchmal beängstigend. Sie müssen sich auf einen Prozess einlassen, der dynamisch ist, auf jede Lebenssituation reagiert und nicht vorhersehbar ist.

Um das Mysterium zu vertiefen, ist nicht einmal klar, *wer* auf dem Weg ist. Die spirituelle Dimension liegt über und jenseits der Ich-Ebene. Auch wenn Sie gewohnt sind, als individuelles »Ich« zu denken und zu handeln, ist das höhere Bewusstsein nicht persönlich: Es ist universell, ganzheitlich und letztlich unfassbar. Das klingt, gelinde gesagt, einschüchternd, aber auch hier gilt die gleiche Vorgehensweise, die die Quantenprinzipien zur Erreichung von Wohlbefinden einsetzt. Wir lassen unsere wahre, grenzenlose Natur zum Vorschein kommen, begegnen unserem unvergänglichen Selbst und tauschen auf dem Weg dorthin eine Reihe von vorübergehenden Identitäten gegen etwas ein, das der Wirklichkeit näher kommt.

Unsere vorübergehenden Identitäten zwischen Geburt und Tod fühlen sich an wie »ich«. Wir besitzen diese Persönlichkeiten, wir glauben, dass wir sie sind. Aber aus der Quantenperspektive ist jede Rolle, jede Persona – Neugeborenes, Säugling, Kleinkind, Teenager, Erwachsener und Senior – nur ein Kleidungsstück, das das Ego umhüllt, eine oberflächliche Schicht, die das wahre, unvergängliche Selbst verbirgt. Das wahre Selbst ist der einzige Teil von uns, der die Wirklichkeit kennt, und es steuert unsichtbar unsere Entwicklung. So wie die DNA die Entwicklung eines Kindes nach einem bestimmten Zeitplan steuert, in dem zum Beispiel die Milchzähne vor der Pubertät kommen, folgt auch die Entwicklung des Bewusstseins einem bestimmten Zeitplan. Im geistigen Bereich ist der Zeitstrahl jedoch unvorhersehbar. Nichts ist im Voraus bekannt. Es gibt kein »vorher«. Evolution findet im Jetzt statt, das sich unserer Kontrolle entzieht, denn das Jetzt verschwindet in dem Moment, in dem wir es erkennen. Es ist schwer, loszulassen und sich einem Prozess hinzugeben, den wir nicht kontrollieren können.

Kindern in Indien wird eine schöne Geschichte erzählt, die den Kern der Sache trifft:

Eine große Kutsche fährt die Straße hinunter, gezogen von sechs prächtigen Pferden. Der Kutscher treibt die Pferde an, als eine leise Stimme aus dem Inneren der Kutsche »Stopp« sagt. Der Kutscher hat diese Stimme noch nie gehört, also ignoriert er sie und treibt die Pferde zu noch größerer Eile an. Wieder sagt die Stimme aus dem Inneren der Kutsche: »Stopp«.

Jetzt ist der Fahrer wütend. Für wen hält sich dieser unverschämte Fahrgast, ihm Vorschriften zu machen? Der Kutscher peitscht die Pferde zur Raserei an, aber die Stimme wiederholt immer wieder: »Stopp«. Erst als der Kutscher völlig erschöpft ist, ruft er aus: »Sagen Sie mir, wer Sie sind, um Himmels willen!«

Der unsichtbare Passagier antwortet: »Ich bin der Besitzer dieser Kutsche.« Daraufhin hält der Fahrer sofort an.

Diese Geschichte symbolisiert das Ego (Kutscher), das glaubt, die Kontrolle zu haben, weil es den Verstand und die fünf Sinne (die sechs Pferde) anpeitscht, ohne zu erkennen, dass alles der inneren Seele (dem unsichtbaren Passagier im Inneren der Kutsche) dient. Erst wenn Sie dies erkennen, wird Ihr aktiver Verstand seine hektische Aktivität einstellen. Andernfalls wird das Ego alles immer schneller vorantreiben und Sie in die Irre führen.

Geschichten wie diese haben nicht die Macht, unser Leben zu verändern, aber sie können uns die richtige Richtung weisen. Was also tun, wenn man die leise Stimme des wahren Selbst/Seele/Atman hört? Entspannen und vertrauen. Alles wird vom kosmischen Geist gelenkt, und jeder von uns ist sein Sprachrohr. (Ich denke an ein anderes Zitat von Freeman Dyson: »Wir sind die Haupteingänge Gottes auf diesem Planeten.«) Aber ob Sie sich entschließen, sich zu ergeben oder nicht, ist eine bedeutungslose Entscheidung, die Sie je nach den momentanen Gefühlen Ihrer Ego-Persönlichkeit treffen. In Wirklichkeit entfaltet sich ein unvorstellbares Projekt, das die gesamte Struktur Ihrer Existenz auflöst, um zu Ihrem unvergänglichen Selbst zu gelangen – oder zu Gott, zu Ihrer Seele, zu Atman, dem buddhistischen *Satori*, zum Einheitsbewusstsein oder zur Erleuchtung, wie auch immer Sie es nennen wollen.

Das Leben eines jeden Menschen ist von Widersprüchen durchzogen. Die Bezeichnungen, die wir für dieses Aufeinanderprallen von Gegensätzen verwenden – Freude und Schmerz, Gut und Böse, Licht und Finsternis, Liebe und Angst, Gott und Teufel – sind vom Verstand gemacht. Kosmisch gesehen gibt es entweder Entwicklung oder Entropie. Die Entropie steht auf der Seite des Verfalls und der Vernichtung, aber die Evolution ergreift nach jedem Akt der Zerstörung die Gelegenheit, etwas Neues zu erschaffen.

Auf der persönlichen Ebene schreitet die Entwicklung voran, wenn wir einen selbstzerstörerischen Aspekt der Ego-Persönlichkeit ablegen, damit eine höher stehende Qualität an seine Stelle treten kann. Eine Geste der Liebe besiegt die Angst. Mitgefühl besiegt den Egoismus. Schönheit besiegt Hässlichkeit. Wahrheit besiegt Lüge. Wenn Sie sich auf Ihre eigene Entwicklung konzentrieren, ist der Weg zu einem höheren Bewusstsein immer noch unvorstellbar, aber Sie werden auf das kosmische Muster ausgerichtet. Jemand anderes fliegt das Flugzeug, und Sie erreichen Ihr Ziel als Passagier, ohne Kontrolle über das Cockpit.

Es hilft, darauf zu vertrauen, dass das unvergängliche Selbst besser als man selbst weiß, welche Teile der Struktur wann an die Oberfläche kommen müssen. Vertrauen bringt Seelenfrieden. Zerstörung ist unvermeidlich, eine Tatsache, die das Seelenleben belastet und schon immer belastet hat. »Warum hat Gott mir das angetan?« und »Welcher Gott lässt so etwas zu?« sind uralte Fragen. Sie werden nie beantwortet, denn niemand kann die Gedanken Gottes lesen. Und auch niemand die Gedanken des Kosmos. Aber Sie können wissen, wie diese Gedanken Sie hier auf der Erde erreichen, durch das Wirken der kreativen Intelligenz.

Die Dunkelheit ist ein wesentlicher Bestandteil des Kreislaufs von Schöpfung und Zerstörung und sollte weder gefürchtet noch verleugnet werden. Wie Rumi so schön sagte: »In jedem Augenblick gibt es Tod und Wiedergeburt – in jedem Augenblick wird die Welt erneuert«. Unsere Strategie als sich entwickelndes Selbst besteht darin, jedem Zeichen von Dunkelheit geduldig zu begegnen und zu akzeptieren, dass das Licht einen Weg finden wird, sie zu überwinden. Das Licht arbeitet nicht mit Gewalt, Widerstand, Verzweiflung, Hass und Angst. Licht ist nichts anderes als Gewahrsein, das etwas Neues über sich selbst offenbart und das wahre, universelle Selbst in die Gleichung einbringt.

Jeder von uns muss sich so weit wie möglich daran erinnern, dass das wahre Selbst das wirkliche Selbst ist. Nur wenn wir fest zu dem stehen, was wir wirklich sind, kann die Evolution des Bewusstseins jeden Tag unseres Lebens weitergehen. Auf einer Reise, die nie endet, ist die Gegenwart das Tor zur Ewigkeit, und die beste Art, die Zeit zu nutzen, besteht darin, das Zeitlose einzuladen, uns zu führen.

Danksagung

Deepak Chopra

Für mich liegt das Geheimnis, mein Denken über Jahrzehnte hinweg frisch zu halten, darin, immer wieder von Weisen und Wissenschaftlern zu lernen. Deshalb bin ich meinen Co-Autoren Jack und Brian dankbar, dass sie ihre neuen Erkenntnisse mit mir geteilt haben.

Mein langjähriger Lektor Gary Jansen war wie immer ein unschätzbarer Partner bei der Entstehung des Buches. Außerdem habe ich sehr von der Unterstützung des gesamten Verlagsteams profitiert, und ich möchte Diana Baroni und allen Mitarbeitern von Harmony Books meinen herzlichsten Dank aussprechen.

Jack Tuszynski

Zuallererst möchte ich meiner Frau Ela und meinem Sohn Alex danken, deren unerschütterliche Liebe, Unterstützung und Inspiration es mir ermöglicht haben, dieses Projekt trotz vieler anderer Verpflichtungen zu verfolgen. Ihre Anwesenheit in meinem Leben hat mir die notwendige Motivation und Ermutigung gegeben, um das Projekt in Angriff zu nehmen.

Ich bin zutiefst dankbar für die vielen fruchtbaren wissenschaftlichen Interaktionen und lebhaften Diskussionen über Quantenphysik und Bewusstsein. Besonders dankbar bin ich Stuart Hameroff, Roger Penrose, Marco Cavaglia, Marco Deriu, Donald Mender, Mark Rasenick, Ursula Werneke, Lloyd Demetrius, Bruce Maciver und nicht zuletzt den großen Persönlichkeiten Massimo Cocchi und Kary Mullis, die beide bereits verstorben sind. Ihre Einsichten und Beiträge haben mein Verständnis sehr bereichert und die Richtung meiner Arbeit beeinflusst.

Außerdem bin ich meinen Studentinnen und Studenten zu großem Dank verpflichtet, insbesondere Aarat Kalra, Travis Craddock und Eric Zizzi. Ihr ansteckender Enthusiasmus und ihre bemerkenswerte Hingabe waren eine Quelle der Inspiration für mich, und ihre harte Arbeit und ihr Engagement haben wesentlich zum Fortschritt dieses Projekts beigetragen.

Brian Fertig

Ich möchte meiner Frau Eileen und meinem Sohn Matthew für ihre unerschütterliche Liebe, ihre Stärke und ihren Mut meinen tiefsten Dank aussprechen. Sie haben mich in meinem Bestreben unterstützt, die grundlegenden Aspekte biologischer Systeme zu verstehen, die von der elementarsten bis zur Quantenebene reichen und Bewusstsein, Gesundheit, Freundschaften, Gesellschaft und das gemeinsame Universum umfassen.

Jack Tuszynski und Deepak Chopra schulde ich tiefe Dankbarkeit für ihre unschätzbaren kreativen Einsichten, die meine Reise stark beeinflusst haben. Mein herzlicher Dank gilt auch allen, die an der Entstehung des Buches *Metabolism and Medicine* beteiligt waren, ebenso wie den inspirierenden Persönlichkeiten, die meine Arbeit großzügig unterstützt haben. Ein besonderer Dank gebührt dem bereits verstorbenen Bruce McEwen für seine Weisheit und seine Einsicht.

Ich bin dankbar für die anregenden Gespräche mit Carol Ash und David O'Hara sowie für die aufschlussreichen Diskussionen im Ärztezimmer mit Vasilios Velmahos, die bereichernd und inspirierend waren. Sehr stolz bin ich auf Nicolas Velmahos, der sich für eine Karriere entschieden hat, die diesen Interessensgebieten entspricht. Ich danke Amie Thornton und Bob Garrett, die den Wert meiner Arbeit erkannt haben.

Außerdem möchte ich mich bei Vincent Sferra und Michael Whalen für ihre aufmerksamen Rückmeldungen zu zahlreichen Ideen bedanken. Dieses Feedback hat meine Arbeit entscheidend beeinflusst. Schließlich bin ich dankbar für die unerschütterliche

Unterstützung und das Verständnis, das ich von meinen ärztlichen Kollegen, dem Praxispersonal, den Patienten und meinem Mitarbeiter Hassan Kanj erfahren habe. Ihre Ermutigung war von unschätzbarem Wert auf dieser Reise des Forschens und Entdeckens.

Register

M

N

O

P

Q

Über die Autoren

Dr. Deepak Chopra widmet sich als erfolgreicher Internist und Endokrinologe seit den 1980er Jahren der Suche nach einer ganzheitlichen Medizin. Er ist Autor von mehr als neunzig Büchern, die in über 43 Sprachen übersetzt wurden und sich über 20 Millionen Mal verkauft haben. Das Time Magazine hat Dr. Chopra als »einen der Top-100 Helden und Ikonen des Jahrhunderts« bezeichnet.

Dr. Jack Tuszynski ist Quantenphysiker und Onkologe am medizinischen Institut der University of Alberta und Professor für Biomedizintechnik an der Polytechnischen Universität Turin. Er hat über 500 wissenschaftliche Artikel veröffentlicht, saß im redaktionellen Beirat von über 30 wissenschaftlichen Zeitschriften und ist Mitherausgeber der Frontiers Collection des Springer Verlags in Heidelberg.

Dr. Brian Fertig ist außerordentlicher Professor an der Hackensack Meridian Health Medical School und der Robert Wood Johnson Medical School sowie Lehrstuhlinhaber für Diabetes und Endokrinologie am HMH JFK University Medical Center. In seinem Fachbuch »Metabolism and Medicine« beschreibt er, wie ein besseres Verständnis des menschlichen Stoffwechsels dabei hilft, Krankheiten zu diagnostizieren und vorzubeugen.